GUIDE DE L'ÉTUDIANT EN MÉDECINE

AUX TRAVAUX PRATIQUES

D'HISTOLOGIE

PAR LES DOCTEURS

Paul AIMÉ | **Georges BOBEAU**

PRÉPARATEUR D'HISTOLOGIE | PRÉPARATEUR D'HISTOLOGIE
À LA FACULTÉ DE MÉDECINE DE PARIS | À LA FACULTÉ DE MÉDECINE DE PARIS

Préface par **M. PRENANT**

Professeur d'histologie à la Faculté de médecine de Paris.

Avec figures en photomicrographie.

PARIS

LIBRAIRIE J.-B. BAILLIÈRE ET FILS

19, RUE HAUTEFEUILLE, 19

1912

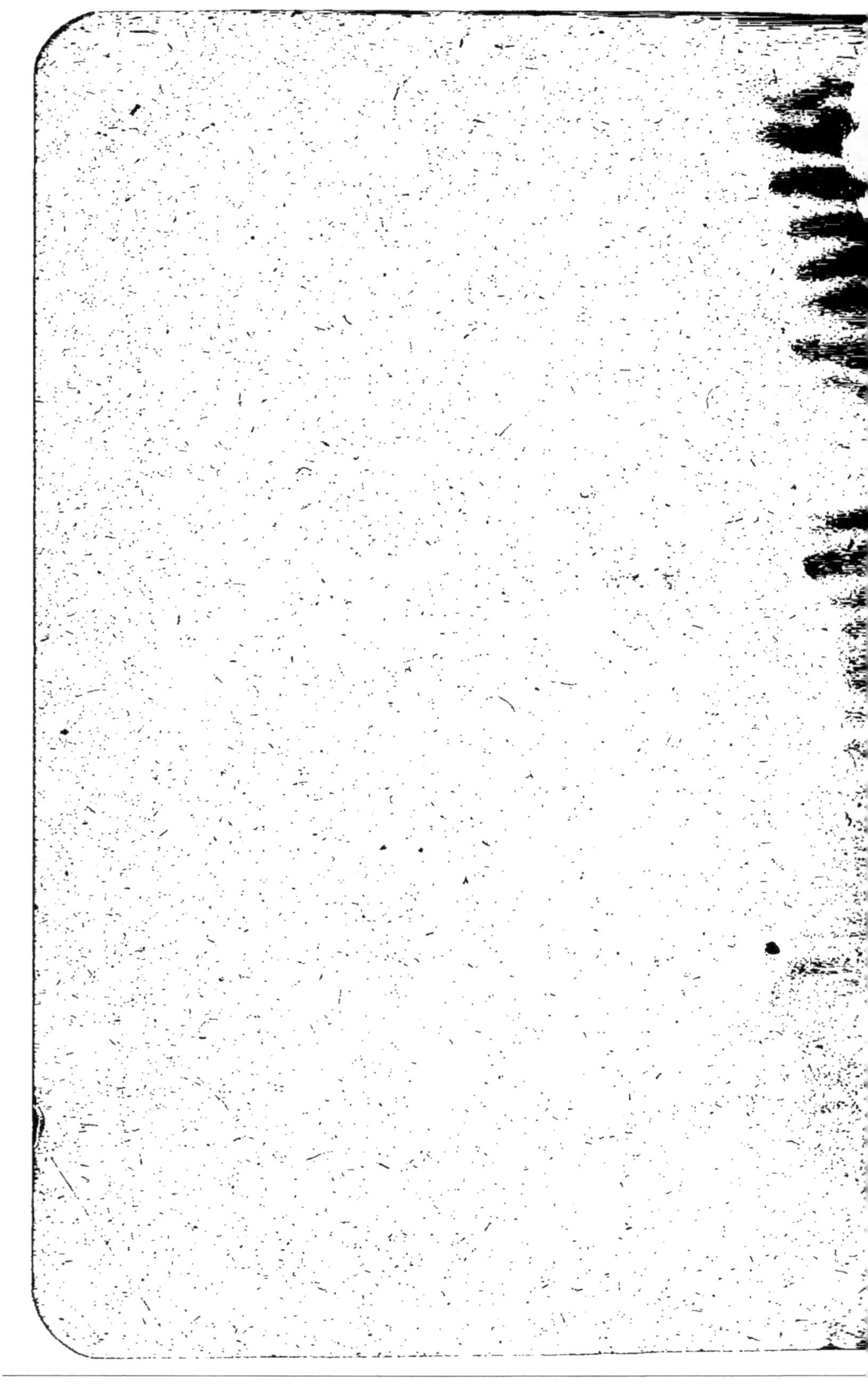

D'HISTOLOGIE

GUIDE DE L'ÉTUDIANT EN MÉDECINE

AUX TRAVAUX PRATIQUES

D'HISTOLOGIE

PAR LES DOCTEURS

Paul AIMÉ
PRÉPARATEUR D'HISTOLOGIE
A LA FACULTÉ DE MÉDECINE DE PARIS

Georges BOBEAU
PRÉPARATEUR D'HISTOLOGIE
A LA FACULTÉ DE MÉDECINE DE PARIS

Préface par **M. PRENANT**
Professeur d'histologie à la Faculté de médecine de Paris.

Avec figures en photomicrographie.

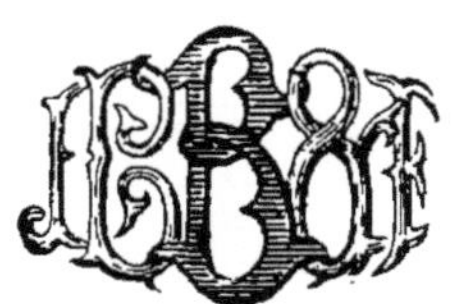

PARIS

LIBRAIRIE J.-B. BAILLIÈRE ET FILS
19, RUE HAUTEFEUILLE, 19

1912

PRÉFACE

Un titre est rarement mieux justifié que celui de ce petit livre. C'est bien un guide de l'étudiant en médecine aux travaux pratiques d'histologie que MM. Aimé et Bobeau ont écrit. Ils le conduisent par la main, dans son exploration des tissus et des organes, l'avertissant à chaque pas, s'adressant directement à lui pour lui signaler d'une part les faits essentiels à constater, d'autre part les erreurs de lecture et d'interprétation à éviter. Chacun des chapitres est une séance de travaux pratiques; chaque journée apporte, avec la connaissance d'un tissu ou d'un organe nouveau, un peu plus de sûreté dans l'observation et de critique histologique. C'est vraiment avec une réelle connaissance des besoins de l'étudiant et de ce qu'on peut exiger de lui que les auteurs, préparateurs des travaux pratiques à la Faculté de Médecine de Paris, ont rédigé ce modeste mais utile ouvrage.

Il se dégage de ce petit livre une impression, croyons-nous, très favorable. On en appréciera certainement la simplicité voulue, sacrifiant tout ce qui ne découle pas directement de l'examen de la préparation histologique et tout ce qui n'aide pas à la lecture et à la compréhension de la préparation. On en louera la saine originalité, celle que n'a pas produite le vain désir de faire autrement qu'il n'a été fait jusqu'ici, mais celle qui est née de cette simple mais très juste réflexion. qu'il faut, quand on est préparateur et qu'on signe un guide au travaux d'histologie, donner aux étudiants ce qui leur convient exactement et ce qui peut réellement les guider.

A. PRENANT.

AVANT-PROPOS

Dans notre pensée, ce guide est à l'histologie ce que le précis de dissection est à l'anatomie. Conçu dans un but purement pratique, il est destiné aux seuls étudiants de première et de deuxième année. Il les rendra, nous l'espérons, aptes à lire avec profit les excellents traités, précis et manuels d'histologie normale que nous n'avons la prétention ni l'intention de résumer ou de remplacer.

Il ne s'agit donc point dans les pages qui suivent d'histologie théorique ni même objectivement descriptive. On n'y trouvera que des *leçons de choses histologiques*, des descriptions d'images fournies par des préparations que l'étudiant accuse, trop vite le plus souvent, de n'avoir aucun rapport avec les planches des traités.

Ce court avant-propos nous a paru nécessaire pour expliquer le format réduit de cet ouvrage, ainsi que sa simplicité voulue.

GUIDE DE L'ÉTUDIANT EN MÉDECINE

AUX

TRAVAUX PRATIQUES D'HISTOLOGIE

PLAN D'ÉTUDE

Pour rendre sa lecture plus facile, nous avons divisé ce livre en autant de chapitres qu'il existe de séances de travaux pratiques, tant en première qu'en deuxième année. Mais, avant d'entamer la suite logique de ces chapitres, il nous semble indispensable de vous fournir quelques renseignements — et aussi quelques conseils — qui vous seront utiles pendant toute la période des travaux. Ceux-ci sont destinés à vous faire reconnaître par vous-même, sous le microscope, les tissus et organes dont vos livres vous apprennent la structure. Vous devrez donc avant tout procédant comme vous le faites pour vos travaux de dissection lire chez vous, à tête reposée, la description du ou des tissus et organes dont il sera question dans la séance (1).

Pour tirer le meilleur parti du temps très limité de

---

(1) Nous ne faisons que rappeler aux étudiants que l'un au moins des ouvrages dont nous leur donnons la liste doit être en leur possession : PRENANT, BOUIN et MAILLARD, *Traité d'histologie.* — BRANCA, *Précis d'histologie.* — TOURNEUX, *Précis d'histologie.* — STÖHR (trad. MULON), *Manuel technique d'histologie.* — SOBOTTA et MULON, *Atlas manuel d'histologie normale.* — *Traités d'anatomie* de POIRIER et de TESTUT.

chacune de ces séances, il vous sera bon de suivre, aussi strictement que possible, le programme que nous vous soumettons et que nous avons d'ailleurs adopté pour la rédaction des chapitres qui vont suivre :

1° Si la bonne compréhension du tissu ou de l'organe à examiner l'exige, vous effectuerez une préparation extemporanée (étalement ou dissociation) suivant la technique qui vous sera indiquée.

2° Cette préparation terminée, vous y chercherez, avec le faible grossissement de votre microscope, l'endroit qui, par sa clarté, vous paraîtra le plus propice à l'examen et, ce point trouvé, en étudierez les détails à un plus fort grossissement.

3° Pour bien fixer dans votre mémoire les éléments que vous venez de voir, *il vous est indispensable de les dessiner*. Le dessin fait aux travaux pratiques, pour être utile, ne doit être *ni une œuvre d'art ni un schéma*. Il doit vous indiquer les grandes lignes topographiques dans les cadres desquelles vous placerez, à la place qu'ils occupent et tels que vous les avez vus, quelques-uns de chacun des éléments cellulaires constituant le tissu ou l'organe.

4° Avec la ou les coupes toutes faites mises à votre disposition pendant la séance, vous compléterez les données que vous venez d'acquérir (certaines séances seront d'ailleurs exclusivement consacrées à l'examen de ces coupes, car, pour nombre d'organes, elles vous permettront, tout en gagnant du temps, d'apercevoir beaucoup mieux que sur des préparations extemporanées des détails de structure et d'organisation).

5° Vous dessinerez au faible et au fort grossissement les points essentiels de la coupe.

6° Vous terminerez la séance par l'examen et le croquis rapides de préparations de choix, destinées à vous montrer, grâce à des techniques spéciales et à l'emploi d'objectifs plus puissants que ceux mis à votre disposition, certains détails cytologiques importants.

Nous allons suivre ce plan dans chacun des chapitres correspondant à une des séances de travaux pratiques. Vous donnant pour les préparations extemporanées (lorsque la séance en comportera) les détails nécessaires de technique, nous vous dirons ensuite comment vous devez examiner préparation ou coupe, suivant le cas. Nous vous indiquerons la manière dont vous devez procéder, d'une part, pour y trouver et y étudier les éléments importants, et, d'autre part, pour éviter des erreurs trop fréquentes de lecture et d'interprétation. Nous espérons d'ailleurs que les microphotographies, placées par nous dans les chapitres, vous permettront de situer plus vite le point des préparations à examiner sur lequel doit surtout porter votre attention. Moins esthétiques que des dessins elles auront pour vous l'avantage de la rigoureuse exactitude.

Ne cherchez dans ce guide ni descriptions complètes ni notions théoriques : c'est à dessein que nous ne vous donnons que des explications très simples vous permettant, par de véritables leçons de choses, de passer du traité d'histologie à la coupe en examen, et de compléter l'un par l'autre.

Enfin, pour terminer chaque chapitre, nous vous indiquons la liste des dessins que vous avez à faire pendant la séance : ceux-ci devant porter sur les points caractéristiques, cette liste vous servira de memento des notions

1.

fondamentales que vous devez emporter des tissus ou organes que vous viendrez d'examiner.

Avant de commencer vos travaux pratiques et de placer une coupe sur la platine de votre microscope, nous allons vous indiquer quelles sont les règles générales de technique qui ont présidé à la confection de cette coupe. Nous vous dirons quelle idée vous devez vous faire de son orientation, et vous donnerons, à la suite, quelques conseils généraux pour sa lecture et son interprétation.

1re Séance.

NOTIONS GÉNÉRALES DE TECHNIQUE

Négligeant ici les étalements et dissociations, dont la technique sera indiquée pour chacun des tissus nécessitant leur emploi, nous allons nous occuper exclusivement des coupes coloriées et montées dont nous avons déjà indiqué les avantages. Il ne s'agit bien entendu dans ce qui suit, que des opérations essentielles et des réactifs simples qui permettent seulement une bonne technique courante et générale (1).

On peut ramener à 6 temps principaux et successifs les opérations nécessaires pour obtenir une coupe prête à être examinée : prélèvement, fixation, inclusion, coupe et étalement, coloration, montage.

1° **Prélèvement des pièces.** — Pour être susceptible d'une bonne utilisation histologique, les pièces doivent êtres prélevées immédiatement après la mort C'est vous dire que l'on ne peut songer à se servir de fragments humains provenant d'autopsies (lesquelles ne peuvent être pratiquées que vingt-quatre heures après la mort) et

(1) Ceux des élèves qui seraient désireux d'avoir plus de détails les trouveront dans les traités spéciaux de technique histologique, tels que : Stöhr (trad. Mulon), *Manuel technique d'histologie*. — Böhm et Oppel (trad. de Rouville, *Manuel de Technique microscopique*. — Vialleton, *Précis de technique histologique et embryologique*. — Bolles Lee et Henneguy, *Traité des méthodes techniques de l'anatomie microscopique*.

que, en ce qui concerne l'homme, seules sont utilisables les pièces provenant soit d'interventions chirurgicales, soit d'autopsies immédiates de suppliciés. Dans la pratique de l'histologie normale vous aurez donc presque toujours recours aux animaux, qu'il vous est loisible de sacrifier au moment précis du besoin, et dont certains tissus plus caractéristiques que ceux de l'homme, vous permettront une compréhension plus facile. Les dimensions des pièces que vous prélèverez ne devront pas dépasser 7 à 10 millimètres de large et 3 à 4 millimètres d'épaisseur. Vous aurez d'ailleurs soin, en les recueillant, de donner à ces tranches d'organes l'orientation que devront avoir plus tard les coupes. Supposons d'abord qu'il s'agisse d'un organe tubuleux, l'intestin par exemple : vous commencerez par détacher, de deux coups de ciseaux, une portion du tube haute de 1 centimètre environ, et libérant le mésentère, le plongez dans le liquide fixateur que vous avez choisi; puis, au bout de quelques minutes d'immersion, vous saisissez délicatement la pièce, la portez sur une plaque de liège et la fendez en long, suivant par exemple l'insertion mésentérique. Vous ouvrez alors votre tube, qui se développe en rectangle, *sans toucher à sa face interne*, l'étalez sur le liège, face interne en haut, avec quelques épingles, et versez doucement sur la surface un peu de fixateur. Au bout de dix minutes environ, le rectangle est devenu suffisamment rigide, vous enlevez doucement les épingles et transportez en bloc dans le flacon de fixateur, en évitant que la face interne ne touche les parois du bocal. Vous comprenez facilement qu'une coupe sera d'autant plus instructive qu'elle sera plus rigoureusement perpendiculaire à la paroi du tube intestinal (puisque c'est l'exemple choisi) et que l'orientation vous sera très facile avec une pièce ainsi préparée. Suivant le bord du rectangle que vous couperez, vous concevez très bien que votre section sera, par rapport à l'axe, longitudinale ou transversale, bien que restant perpendiculaire à la surface de la paroi. S'il s'agit d'un organe plein comme le foie, le rein, vous prélevez dans son parenchyme, avec l'orientation que vous jugerez nécessaire (perpendiculaire ou parallèle à la surface, en pleine profondeur ou à la périphérie de l'organe) de petits cubes que vous délimiterez avec un bon rasoir, et que vous saisirez avec précaution et sans les serrer, à l'aide d'une pince à mors plats.

En résumé, vous devrez opérer seulement sur des fragments *frais, minces, orientés*.

2° La **fixation** a pour but de coaguler les substances albumineuses constituant les éléments cellulaires sans rétracter ces derniers. Les liquides fixateurs que vous verrez le plus souvent employer sont :

1° Le formol du commerce étendu de 3 fois son volume d'eau. Durée de séjour nécessaire pour la fixation des pièces : 3 à 4 jours.

2° Le liquide de Bouin :

```
Formol du commerce à 40 p. 100......   20 centicubes.
Acide picrique à saturation dans l'eau.  75    —
Acide acétique cristallisable...........   5    —
```

Séjour minimum de 48 heures, suivi d'un lavage à l'eau courante de 1 à 2 heures avant de procéder à la déshydratation.

3° Les fixateurs à base du sublimé, exemple le liquide de Zenker :

```
Bichlorure de mercure................ .  5 grammes.
Bichromate de potasse................   2gr,50
Sulfate de soude.....................   1 gramme.
Eau distillée........................ . 100 centicubes.
```

Séjour : suivant la taille des pièces, de 6 à 24 heures, puis lavage de 24 heures à l'eau courante et passage de 1 à 3 jours dans de l'alcool à 60° iodé (on ajoute de la teinture d'iode jusqu'à coloration acajou clair) fréquemment renouvelé. Le but de cette manœuvre est d'assurer la dissolution des nombreux cristaux de sublimé qui se forment dans les tissus et qui, venant en noir sur les coupes, gêneraient l'examen s'ils étaient trop abondants.

4° Le liquide de Flemming, qui, grâce à l'acide osmique qu'il contient, permet l'étude des graisses dans les tissus :

Acide chromique à 1 p. 100...............	15 parties.
Acide osmique à 2 p. 100	4 —
Acide acétique cristallisable	1 —

Séjour : 48 heures au moins, puis lavage de 24 heures à l'eau courante avant déshydratation.

Quel que soit le fixateur auquel vous vous adressiez, vous devrez vous souvenir que la règle générale pour l'obtention d'un bon résultat est la suivante : placer un *petit* objet dans une *grande* quantité de fixateur (rapport minimum 1 à 30).

3° **L'inclusion** a pour but d'enrober la pièce fixée dans un milieu tel que l'on pourra pratiquer des coupes très fines dans le bloc formé par le milieu dur et la pièce durcie. Le plus employé de ces milieux est actuellement la paraffine. Mais la paraffine est anhydre tandis que notre objet vient d'une solution aqueuse; d'autre part la paraffine solide ne saurait enrober la pièce. Il faudra donc : déshydrater la pièce en la faisant passer dans des alcools progressivement concentrés, et se procurer de la paraffine à l'état de fusion. Pour déshydrater, passer successivement la pièce que vous venez de laver (plus ou moins

longtemps suivant le fixateur) dans de l'alcool à 60°
(24 heures) puis 90° (12 heures) puis 100° (12 heures) (1).
Avant le bain de paraffine fondue, placer votre objet
dans un solvant de cette paraffine, le xylène par exemple
(mélange aa alcool à 100-xylène, 3 heures ; puis xylène
pur, 3 heures : puis mélange tiède aa xylène-paraffine,
3 heures).

Portez maintenant la pièce dans un bain de paraffine
fusible à 52°, à la température de fusion, laissez-le sé-
journer dans ce bain pendant 2 heures environ : la
paraffine va pénétrer dans les interstices de votre objet.
Puis, dans un cadre spécial, vous versez en même temps
paraffine fondue et objet : on oriente celui-ci dans le sens
des coupes ultérieures, et en refroidissant le tout, vous ob-
tenez un bloc homogène formé d'une coque paraffineuse
dont le noyau est représenté par la pièce.

4° Les **coupes** se font dans ce bloc homogène au moyen
de microtomes spéciaux dont le plus utilisé est le micro-
tome Minot, avec lequel on obtient des rubans formés
par la juxtaposition des coupes fournies par chaque tour
de manivelle. Chacune d'elles est une mince lamelle,
rectangulaire le plus souvent, ayant pour épaisseur 1/150°
ou 1/300° de millimètre. Ce rectangle, comme le bloc initial, est constitué sur ses bords par la paraffine et dans
son centre par l'objet.

Les rubans sont transportés sur des lames bien net-
toyées, à la face supérieure desquelles on verse une goutte
d'eau albumineuse, le tout est légèrement chauffé, la
coupe *s'étale* : on verse alors l'excès d'eau albumineuse,
puis on fait sécher (étuve à 37° pendant 24 heures) les

---

(1) Ces temps vous représentent des moyennes : vous pouvez les
augmenter ou les diminuer suivant le volume de l'objet.

lames sur lesquelles les coupes sont collées par la dessiccation de l'eau albumineuse.

5° **Coloration**. — Avant de commencer la coloration, on enlève la paraffine. entourant les coupes à l'aide du xylène par exemple ; mais le xylène est anhydre et les colorants sont en solution aqueuse. Il faudra donc hydrater les pièces en les faisant passer dans des alcools progressivement hydratés : 100°, 95°, 60°, puis dans l'eau. Parmi les colorants, les uns, dits basiques, se fixent sur le noyau (ex. : hématoxyline) ; les autres, dits acides, sur le protoplasma (ex. : éosine) ; certains ont une affinité pour le tissu conjonctif (fuchsine acide, vert lumière). Les colorations les plus usitées pour les préparations montrées aux élèves sont : l'hématéine-éosine (noyaux violets, protoplasmes roses). L'hématoxyline van-Gieson (noyaux noirs, protoplasmes jaunâtres, tissu conjonctif rouge). L'hématoxyline-éosine-vert lumière (noyaux noirs, protoplasmes roses, tissu conjonctif vert). La safranine-vert lumière (noyaux rouges, protoplasmes roses, tissu conjonctif vert).

Passons à la pratique et faisons maintenant ensemble une coloration hématéine-éosine (celle que vous ferez quelquefois vous-même aux travaux). Nous versons sur la coupe bien collée quelques gouttes de xylène, puis, quand la paraffine a disparu, nous la lavons rapidement à l'alcool absolu, puis à l'alcool à 90°, puis nous la plongeons en l'agitant doucement dans un cristallisoir contenant de l'eau. Nous versons ensuite sur la lame la solution d'hématéine et la laissons au contact 10 minutes environ. La lame est alors replongée dans l'eau qui va la faire virer au violet (durée 2 à 5 minutes), puis nous la colorons pendant 1/2 minute environ à l'éosine et lavons à nouveau.

Nous pouvons maintenant effectuer le dernier temps de la préparation, le montage.

6° **Montage**. — Le milieu de conservation le plus employé est le baume du Canada dissous dans le xylène, à consistance sirupeuse. Il s'agit donc d'un milieu anhydre et nous allons être obligés de déshydrater notre coupe. Nous versons dessus un peu d'alcool à 90°, puis celui-ci éliminé (au bout de 1/2 minute environ) le remplaçons par de l'alcool à 100° (même temps). Puis c'est le tour du xylène qui doit rester limpide si votre pièce est bien déshydratée. Égouttez doucement ce xylène, et, sans laisser sécher la pièce, placez dessus une goutte de baume. Vous allez maintenant recouvrir le tout d'une lamelle propre, chasser en pressant doucement la lamelle les bulles d'air qui peuvent se trouver emprisonnées, et la coupe est prête à être examinée.

Conseils généraux pour la lecture et l'interprétation d'une coupe.

Que vous soyez aux travaux pratiques en face d'une préparation que vous ne connaissez pas encore, ou bien à l'examen devant une coupe dont on vous demande d'établir le diagnostic, vous devez observer, pour arriver à un résultat satisfaisant, un certain nombre de règles que nous allons vous rappeler rapidement :

1° Avant de la poser sur la platine du microscope, examinez la lame (que vous interposez entre la lumière et vous) à l'œil nu. Certaines formations que vous reconnaîtrez (follicules de De Graaf de l'ovaire, par exemple) commenceront d'orienter votre diagnostic.

2° Au moment de procéder à l'examen microscopique,

assurez-vous du bon éclairage de votre appareil, et vérifiez le numéro de l'objectif qui est en place : ce doit être le plus faible objectif, puisque maintenant vous allez commencer votre examen par le faible grossissement.

3° Sous ce grossissement, déplacez la préparation dans le sens suivant : examinez d'abord tous les contours pour voir si l'une des faces ne possède pas un élément qui aidera votre diagnostic, puis, si la pièce est grosse, examinez deux ou trois de ses diamètres, toujours dans le même but (découverte d'une lumière de canal, d'une muqueuse, etc.).

4° Une fois trouvé le point optimum d'examen, placez-le bien au centre du champ, fixez la préparation à l'aide des valets de la platine et, changeant le grossissement, descendez doucement votre objectif fort pour le mettre au point. Continuez votre examen du point optimum, puis déplacez à nouveau la coupe pour affirmer encore votre diagnostic qui, dès maintenant, ne doit plus guère être hésitant.

5° En cas de doute, rappelez-vous brièvement les caractéristiques essentielles des tissus ou organes auquels vous pensez, faites-en mentalement un tableau comparatif et voyez, dans ce tableau, l'organe ou le tissu présentant *tous* les caractères que vous venez de rencontrer dans votre examen.

Difficultés surajoutées.

1° Mauvais éclairage ou saleté de la partie optique. Vous y pouvez rapidement remédier.

2° La face du porte-objet supportant la coupe est tournée vers la platine et vous ne pouvez mettre au point l'objectif fort.

3° Malfaçons de la coupe :

a) Stries dues à un mauvais rasoir.

b) Plis de la coupe (se présentant en général comme des espaces plus colorés et légèrement flous.

c) Bulles d'air.

d) Surcoloration ou au contraire décoloration trop accentuée des éléments.

e) Mauvaise orientation d'une partie importante.

Dans tous ces cas, cherchez à côté des points mauvais, car la pratique vous montrera qu'on peut parfaitement faire de bons diagnostics avec des pièces présentant en certains points quelqu'un des inconvénients sur lesquels nous venons d'attirer votre attention.

LA CELLULE EN GÉNÉRAL

Cette séance est destinée surtout à vous donner quelques notions générales et fondamentales sur les aspects que prennent, sous le microscope, les éléments constituants des tissus. Elle vous permettra de vous familiariser avec ce que tous vos traités désignent sous le nom de *noyau*, *protoplasma*, et *membrane cellulaire*. Il faut en effet qu'avant de pénétrer plus avant dans l'étude des tissus et des organes, vous connaissiez les caractères qui vous permettront de reconnaître les cellules, sous les différents aspects qu'elles offrent dans les différents tissus.

Nous prendrons comme sujet d'étude, la cellule de l'épithélium buccal et l'œuf de poisson.

Après en avoir bien étudié les détails, nous ferons passer sous vos yeux différents types cellulaires afin de vous montrer que l'on peut toujours ramener au schéma : noyau, protoplasma et membrane, des éléments dans lesquels ces trois constituants fondamentaux peuvent varier à l'infini leurs rapports.

1° Cellule de l'épithélium buccal. — Avec le dos d'un scalpel, raclez légèrement la surface de votre langue, déposez le produit de raclage sur une lame et recouvrez immédiatement d'une lamelle. En examinant une telle préparation vous verrez une série d'éléments réfringents, aplatis, tantôt allongés, tantôt polyédriques ou arrondis. Ce sont les cellules que le scalpel a arrachées de la surface de l'épithélium de la langue. Vous ne voyez que le protoplasma et la membrane cellulaire. Pour voir plus de détails, faites une deuxième préparation; mais, au lieu de mettre une lamelle immédiatement, fixez les cellules en les soumettant rapidement à la chaleur d'un bec Bunsen. Puis colorez successivement par un réactif acide, l'éosine par exemple, et par un réactif basique, le bleu de méthylène ou l'hématéine. Lavez soigneusement, déshydratez par les alcools et mettez seulement la lamelle après avoir déposé une goutte de baume du Canada ou de résine Dammar. L'aspect sera tout différent. Vous serez tout de suite frappés par l'existence, au milieu des cellules, de formations arrondies et granuleuses colorées en bleu (bleu de méthylène) ou en bleu violet (hématéine). Ce sont les noyaux. Ils ont seuls pris les colorants basiques, tandis que le protoplasma s'est coloré en rose par l'éosine, réactif acide (1).

2° Œuf de poisson. — Pour étudier plus en détail la structure du noyau, du protoplasma et de la membrane, prenons maintenant des coupes colorées et montées d'œufs de poisson

Comme le montre la figure 1, le protoplasma de la cellule œuf n'est pas homogène. Ce qui frappe tout de suite c'est la multitude de boules réfringentes qui le surchargent.

---

(1) Il existe généralement, dans une préparation de cellules de l'épithélium de la langue, un grand nombre de points et de bâtonnets minuscules isolés ou réunis en amas. Ce sont les éléments microbiens qui se colorent eux aussi par le réactif colorant nucléaire et qui se trouvent, soit entre les cellules, soit à leur surface, soit inclus dans leur protoplasma même.

Ces boules refringentes, de tailles variables et à contours régulièrement arrondis, sont la représentation de

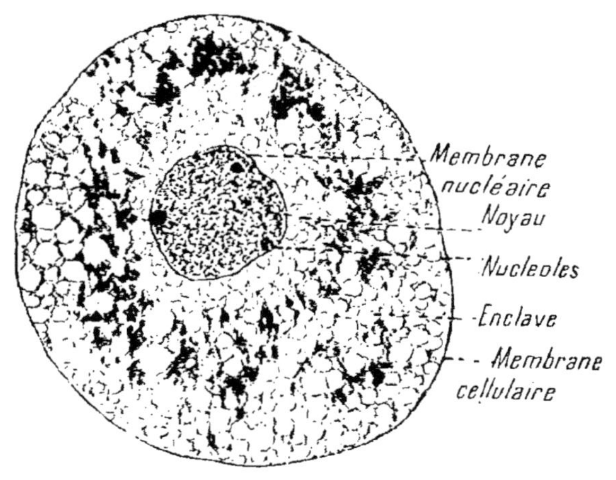

Fig. 1. — Œuf de poisson (fort grossissement).

ce qu'on appelle d'une façon générale *les enclaves du protoplasma* (encl.). Dans le cas particulier il s'agit de boules de vitellus, substance lécithique de réserve élaborée par le protoplasma. Entre ces enclaves vous voyez un réticulum fin parsemé de granulations.

Ce réticulum correspond à ce que les auteurs désignent sous le nom de protosplama spongieux ou *spongioplasma*, les enclaves représentant le protoplasma de réserve ou *deutoplasma*.

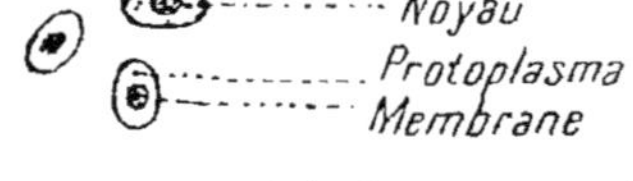

Fig. 2. — Globules rouges du sang d'un batracien (même grossissement que pour la fig. 1).

Au milieu de cette masse protoplasmique vous voyez une formation arrondie ou ovalaire qui a pris les colorants basiques. C'est le *noyau*. Il est limité par une membrane plus colorée, la *membrane nucléaire*, et dans son contenu vous remarquez tout de suite une ou plusieurs petites boules arrondies, réfringentes et fortement colorées : *les nucléoles*.

De la membrane nucléaire part un réticulum fin, coloré en gris noir par l'hématoxyline : c'est le réticulum qui forme la charpente du noyau et sur lequel sont placés par endroits des grains irréguliers colorés fortement en noir, les grains de *chromatine* (1).

La membrane cellulaire qui limite le protoplasma, à la périphérie de la cellule, est souvent entourée d'une sorte de coque striée perpendiculairement à sa surface. Cette coque est une formation étrangère à la cellule elle-même qui s'arrête immédiatement en dedans, sous forme d'une ligne mince et plus colorée que le protoplasma.

Après avoir examiné avec soin et *dessiné* ces deux sortes de préparations qui ont commencé à établir dans votre esprit les notions fondamentales de noyau, proto-plasma et membrane cellulaire, il sera bon que vous passiez en revue quelques types cellulaires plus com-plexes.

Prenons par exemple une préparation de sang humain. Vous remarquez tout de suite la petite-se des éléments cel-lulaires qui vous apparaissent comme autant de petits disques colorés en rose. Ce sont les globules rouges adultes : ce sont des éléments sans noyau. Ils ont poussé leur spécialisation jusqu'à perdre le caractère cellulaire. Parmi eux vous remarquez d'autres éléments plus grands, irréguliers et pourvus d'un noyau le plus souvent contourné en fer à cheval ou en S : ce sont les globules

---

(1) L'œuf de poisson étant une sphère, il arrive fréquemment que la coupe n'intéresse pas forcément l'endroit où se trouve le noyau. Il faut donc prendre garde de ne pas considérer comme privées de noyau, des cellules dont une coupe tangentielle n'inté-resse que le protoplasma. Pour la même raison, une coupe tan-gente au noyau pourra vous induire en erreur sur les dimensions réelles de celui-ci.

blancs. Une préparation de sang de batracien vous montrera de petites cellules ovoïdes pourvues d'un noyau : ce sont des globules rouges nucléés; vous pouvez comparer la petite taille de ses éléments constituants à celle des éléments de l'œuf de poisson Enfin jetez un coup d'œil sur une préparation d'ostéoclaste de la moelle des os. Vous êtes frappés de voir une grande cellule de forme irrégulière possédant dans son protoplasma 8 à 10 petits noyaux arrondis ou ovalaires.

Ces examens successifs élargissent donc dans votre esprit la notion de l'existence, de la forme et du nombre des noyaux dans la cellule.

Concernant la taille et la forme générales de la cellule, voici des préparations vous montrant, comparativement aux précédentes : 1° une cellule musculaire striée dont les dimensions dépassent de beaucoup le champ du microscope, même aux faibles grossissements, et dont le protoplasma présente une différenciation très particulière; elle vous montre aussi plusieurs noyaux.

2° Enfin comparez les contours capricieux de cette cellule nerveuse multipolaire avec les formes régulières et géométriques d'une cellule épithéliale cylindrique de l'intestin.

3ᵉ Séance.

DIVISION CELLULAIRE

On met habitu llement à votre disposition pour l'étude
de la division cellulaire deux coupes toutes faites : l'une
de racine d'Allium en voie de germination, l'autre de
testicule de batracien.

Ces matériaux ne vous renseigneront que sur le mode
de division le plus fréquent : la division indirecte (mitose
ou caryocinèse). Chacune de ces coupes répond d'ailleurs
à un but bien déterminé : tandis que la préparation d'Allium vous permettra de vous familiariser avec les diverses figures que peuvent former les chromosomes (seuls
visibles dans un tissu végétal), les tubes séminifères
vous montreront des figures complètes de caryocinèse
avec centrosomes et fuseau.

Prenez pour commencer la coupe de racine d'Allium :
lorsque vous l'examinez au faible grossissement, vous
voyez dans le champ du microscope une formation, qui
paraît striée longitudinalement. L'une des extrémités,
de forme ogivale, est plus colorée que l'autre qui vous
paraît formée de cellules plus grandes mais beaucoup moins riches en protoplasma. Seule l'extrémité
ogivale colorée doit attirer votre attention. Vous reconnaissez facilement qu'elle est constituée de cellules
régulières, régulièrement disposées en files longitudinales, dont les membranes d'enveloppe (il s'agit de

cellules végétales) sont parfaitement nettes. Les noyaux colorés en noir intense par l'hématoxyline se présentent sous forme des petites boules noires dont certaines vous paraissent irrégulièrement dentelées : c'est sur ce point que va porter l'examen que vous allez faire maintenant avec le fort grossissement.

Vos livres vous ont minutieusement décrit la manière de se comporter du noyau à ses différent stades de division; nous n'y reviendrons pas, et nous allons nous contenter de chercher ensemble quelques phases caractéristiques de la caryocinèse. Trouvez d'abord un noyau normal dont vous avez appris à reconnaître les caractéristiques dans la précédente leçon, puis cherchez dans le même champ, ou si vous n'en

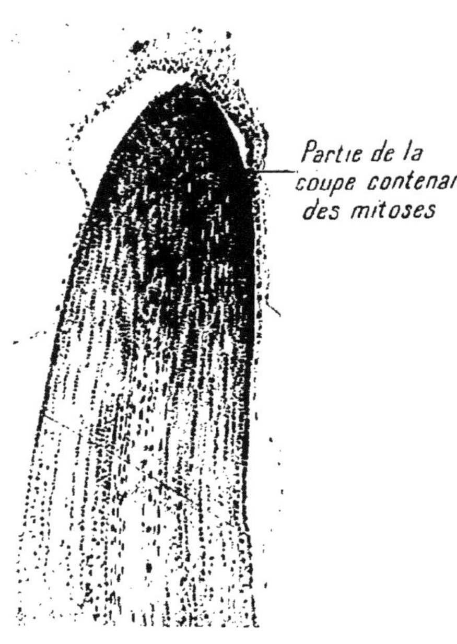

Fig. 3. — Racine d'Allium (faible grossissement).

trouvez pas, en déplaçant légèrement la préparation, un « *peloton serré* » qui se projette sous forme d'une boule noire au milieu de la cellule; arrivez maintenant au « *peloton lâche* » : dans ce cas, la cellule presque entière est occupée par un filament noir contourné irrégulièrement sur lui-même et baignant dans une substance grisâtre qui n'a pas la coloration du protoplasma, mais qui semble la dilution de celle du filament.

Au stade suivant que vous cherchez maintenant, vous voyez dans le corps cellulaire des bâtonnets noirs sinueux, qui sont les *chromosomes* résultant de la segmentation transversale du peloton que vous venez de voir : ces chromosomes ne sont plus contenus dans la substance grise mais immédiatement autour d'eux, c'est la coloration habituelle du protoplasma. D'autres cellules vont vous montrer l'ordonnancement en *monoaster* de ces filaments qui se sont courbés à angles droits, et vont vous faire constater qu'il sont à la fois plus volumineux et moins

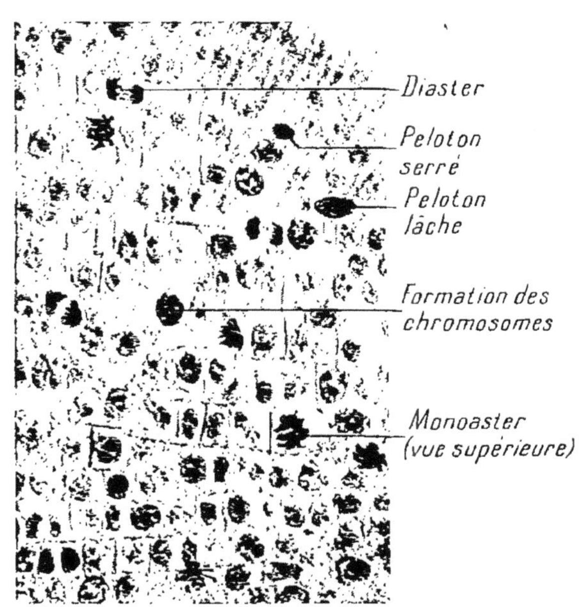

Fig. 4. — Racine d'Allium (fort grossissement).

nombreux que vous ne l'imaginiez généralement. De plus, ils vont vous forcer, à cause de cette forme, à un peu de réflexion, car vous comprenez que toutes les cellules ne sont pas coupées longitudinalement, mais que certaines sont vues par un de leurs pôles : alors vous apercevez une couronne irrégulière et épineuse occupant toute la cellule, et formée d'un certain nombre de V ou de U noirs dont l'angle occupe à peu près le centre cellulaire. Pourvu maintenant que la coupe soit un peu oblique, la figure se complique encore, en apparence du moins, car si, par la pensée, vous projetez dans l'espace un monoaster schématique et le faites rencontrer par des plans sous des angles différents, vous imaginerez rapidement quelles sont les images que vous devez obtenir : cherchez donc, après ce léger effort, un certain nombre de cellules à ce même stade mais coupées différemment. Ceci fait, vous déplacez votre coupe jusqu'à ce que vous ayez trouvé un *diaster*, et vous comprendrez sans difficulté qu'il faut, pour que vous le voyiez, que la cellule où il existe soit vue longitudinalement ; que si au contraire vous l'examinez par un de ses pôles, il ne vous est pas possible de distinguer les deux demi-asters qui se projettent au même endroit. Maintenant, en guise de revision, continuez de suivre une évolution nucléaire en cherchant les stades de formation nouvelle, qui sont, en ordre inverse, vous le savez, ceux que vous avez étudiés d'abord.

Prenez maintenant la coupe de testicule de batracien. Le faible grossisement vous montre un certain nombre de figures arrondies, ovalaires, ou irrégulièrement allongées. A l'intérieur de ces images circulaires nous voyons des lumières irrégulières dont certaines semblent gorgées de sortes de poils noirs tourbillonnants. L'ensemble, c'est la coupe d'un tube séminifère, bordé des cellules de la lignée séminale et les faisceaux noirs de la lumière ne sont autre chose que les spermatozoïdes. C'est à la périphérie de ces tubes séminifères que vous allez chercher des cellules à protoplasma plus clair, semblant légèrement gonflées, dont le noyau, même au petit grossissement, vous semble légèrement épineux. Lorsque vous verrez réunies un certain nombre de ces cellules, vous fixerez la préparation et prendrez le fort grossissement. Essayez tout d'abord de trouver une figure de monoaster vue latéralement. Vous vous apercevez alors que de chaque côté de la ligne épineuse que vous connaissez, et qui est formée par les chromosomes, partent de fins trabécules qui simulent deux triangles coiffant en haut et en bas cette ligne épineuse. Au sommet de chaque triangle, un point minuscule, que l'hématoxyline a coloré en noir intense, vous rappelle ce que vos livres vous ont décrit sous le nom de *centrosome :* les deux triangles sont les deux segments du *fuseau* s'étendant de la ligne formée par les chro-

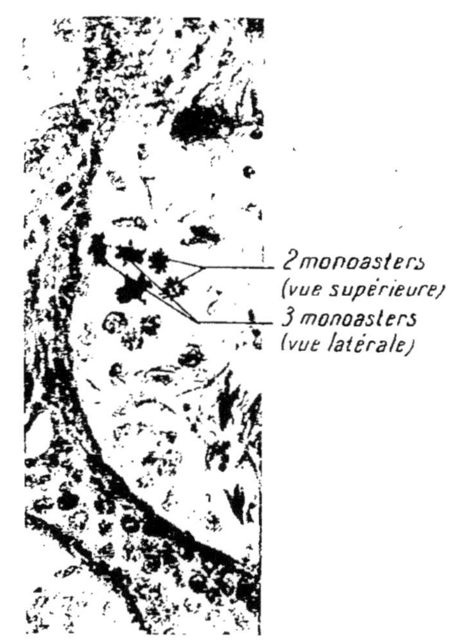

Fig. 5. — Testicule de Batracien (fort grossissement).

mosomes aux centres cellulaires. Une fois familiarisés avec cette figure, vous interprétez les images que vous fournissent les cellules voisines en voie de division ; toujours vous essayez d'y retrouver les éléments fondamentaux : chromosomes, fuseau, centres. Mais le grossissement maximun dont vous disposez est encore insuffisant pour vous permettre de bien apercevoir ces éléments et vous aurez recours, pour que la séance soit plus instructive, aux préparations de choix, vous montrant, avec des objectifs puissants, quelques mitoses bien caractéristiques et avec des orientations différentes. Souvenez-vous en effet que les cellules que vous examinerez ne se présenteront pas forcément suivant leur longueur et que, par conséquent, il vous faut toujours projeter par la pensée la figure dans l'espace pour la ramener aux images fournies par vos livres.

Dessins. — Il sera bon de faire un dessin de :

1° Chacun des stades de la division cellulaire d'Allium ;

2° Quelques figures de caryocinèse de cellules animales aux différents stades et sous des orientations diverses.

LA CELLULE ÉPITHÉLIALE. LES ÉPITHÉLIUMS

Si nous jetons les yeux sur une coupe transversale d'un organe tel que la glande thyroïde, nous voyons une série de vésicules closes bordées intérieurement par une rangée de cellules régulières appliquées les unes contre les autres, sans intervalle cellulaire. Ces cellules qui tapissent régulièrement la paroi des cavités de la g de thyroïde sont des *cellules épithéliales* de revêtement. Vous remarquez tout de suite la régularité de leurs formes : leurs dimensions sont sensiblement égales

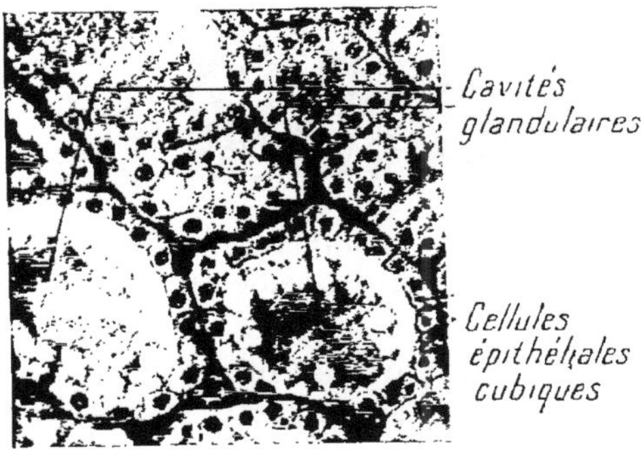

Fig. 6. — Épithélium cubique de la thyroïde (fort grossissement).

dans tous les sens, vous les appellerez *cellules épithéliales cubiques* et le tissu qu'elles composent avec leur unique rangée méritera le nom *d'épithélium simple cubique*.

Ayant ainsi établi la notion d'épithélium étudiez-en les variétés à cellules aplaties ou plus hautes.

L'objet de choix pour l'étude de l'épithélium aplati ou

endothélium est le mésentère, constitué essentiellement par une lame conjonctive médiane recouverte sur chacune de ses faces par un endothélium. Vous prendrez de préférence le mésentère d'un petit animal (souris ou cobaye). Après avoir étalé sur un liège ou un carton le mésentère d'une anse intestinale de cobaye, vous le lavez rapidement à l'eau distillée et l'imbibez d'une solution de nitrate d'argent à 1 p. 100. La réduction du nitrate s'opère à la lumière et se manifeste par l'aspect brunâtre que prend la préparation au bout d'un temps variable. A ce moment, lavez à l'eau distillée et étalez sur la lame porte-objet où, en séchant peu à peu, le mésentère restera adhérent. Vous colorez les noyaux à l'hématéine ou tout autre colorant nucléaire et vous montez la préparation au baume du Canada.

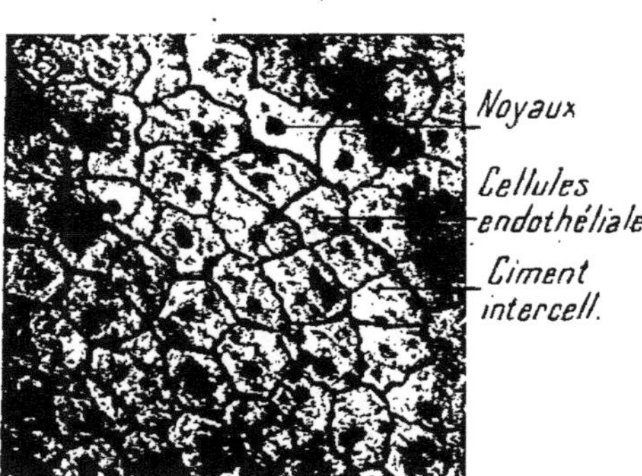

Fig. 7. — Endothélium nitraté (fort grossissement).

L'examen du mésentère ainsi préparé vous montrera, au faible grossissement, de grosses travées brunâtres parsemées de points bleus. Ce sont les vaisseaux du mésentère avec les noyaux des cellules de leurs tuniques musculaire et endothéliale. Entre ces travées, apparaît une sorte de grillage fin à larges mailles noires ou brunes. C'est l'ensemble des cellules endothéliales du mésentère. Le précipité d'argent réduit, qui s'est formé au niveau du ciment intercellulaire (1), donne le contour exact des

(1) Les espaces intercellulaires prennent souvent des aspects de

.cellules. Au centre de ces mailles vous pourrez voir par places les noyaux des cellules endothéliales colorés en bleu par l'hématéine. Si la préparation est bien imprégnée par le nitrate d'argent il est possible de voir en gris les contours des cellules de l'autre face endothéliale. Cette démonstration de la transparence des cellules endothéliales vous donne une excellente idée de leur peu d'épaisseur et de la nécessité, pour bien les voir, de les mettre en évidence en colorant au moyen du nitrate d'argent le ciment qui les sépare.

L'aspect des cellules endothéliales sur une coupe transversale sera indiqué au chapitre : Vaisseaux sanguins.

Pour étudier les *cellules épithéliales cylindriques*, nous aurons recours à des dissociations d'épithélium pharyngien de grenouille, à des préparations à l'état frais d'épithélium cilié du manteau de la moule et à des coupes de démonstration.

La dissociation des éléments épithéliaux de la muqueuse pharyngienne de la grenouille se fait après l'action de l'alcool au tiers pendant vingt-quatre heures environ. Il suffit de racler légèrement la surface de cet organe pour en détacher les éléments épithéliaux sous forme d'une bouillie blanchâtre que vous étalez sur la lame porte-objet. En étalant soigneusement, vous la laissez sécher lentement à l'air de façon à faire adhérer les éléments à la surface du verre. Après coloration à l'éosine-bleu de Kühne ou au picrocarmin vous apercevez deux sortes d'éléments disséminés sans ordre dans le champ du microscope. Ce sont d'une part des cellules en forme de

lignes pointillées ou qui présentent en leur parcours des taches plus grosses ou des cavités minimes. Ce sont les parois ou stomates résultant de l'action du passage des leucocytes.

calice, dont le noyau est refoulé à la base contre la mem-

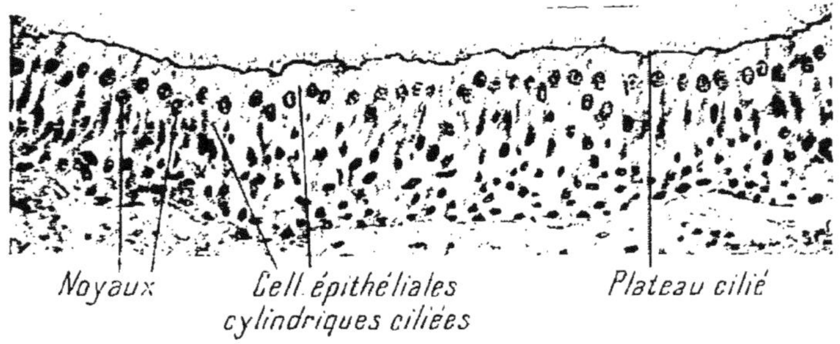

Fig. 8. — Epithélium cylindrique cilié (fort grossissement).

brane cellulaire. Ce sont les *cellules à mucus* ou *cellules caliciformes*. La partie opposée au noyau est celle qui est tournée vers la surface de l'épithélium. D'autre part, des éléments plus hauts que larges, présentant en leur milieu un noyau bien

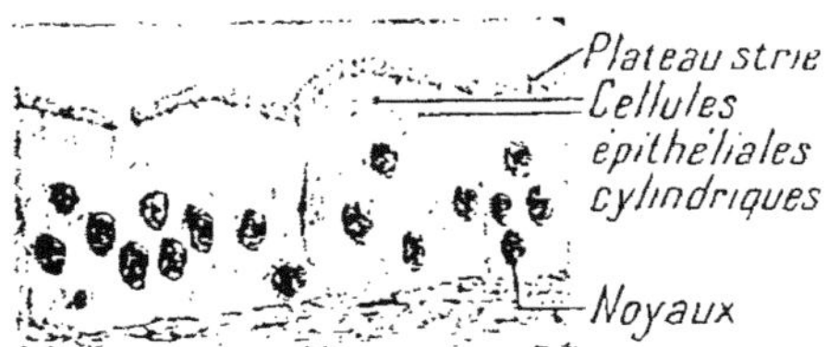

Fig. 9. — Epithélium cylindrique à plateau strié (fort grossissement).

arrondi ou ovalaire. Ce sont les *cellules épithéliales cylindriques à plateau cilié*. Il est facile de voir, en effet, qu'elles présentent sur un de leurs petits côtés un plateau pourvu d'une série de filaments parallèles sou-

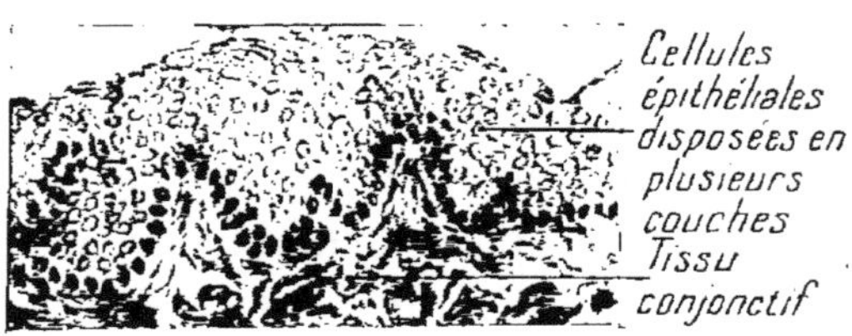

Fig. 10. — Epithélium pavimenteux stratifié (fort grossissement).

vent légèrement flexueux à leur extrémité (cils vibratiles). La partie opposée au plateau cilié est le plus souvent arrondie ou effilée. Remarquez du côté du plateau cilié, la ligne noire sur laquelle s'insèrent les cils. Ce sont les *corpuscules basaux* placés côte à côte et correspondant chacun à un cil.

Pour voir les mouvements des cils d'un épithélium, il suffit de prendre un fragment du bord du manteau ou des branchies de la moule et de le placer entre lame et lamelle dans une goutte de l'eau contenue dans les valves de l'animal. Vous remarquez alors à la périphérie des fragments de tissu ainsi prélevés une sorte de mouvement ondulatoire régulier qui fait tourbillonner les particules contenues dans le liquide environnant. Au fort grossissement vous pouvez distinguer les cils et faire l'étude de leurs mouvements.

Après avoir dessiné ces différentes préparations, il ne vous restera plus qu'à examiner les coupes mises en démonstration. Elles seront destinées surtout à vous montrer l'aspect des épithéliums en place dans quelques organes choisis. Une coupe de peau de batracien vous montrera l'épithélium cubique et la disposition de cet épithélium à la surface d'une membrane épaisse fortement colorée appelée *membrane basale*. Une coupe transversale de trachée vous donnera un excellent exemple de la disposition à la surface interne de cet organe de l'épithélium cylindrique cilié. Examinée à l'immersion, cette préparation vous montrera les détails des corpuscules basaux et, entre chaque cellule, au niveau du plateau cilié, des points noirs plus gros et bien colorés qui sont la coupe des *bandelettes ou cadres de fermeture*. Enfin une coupe transversale de peau humaine ou d'épithélium antérieur de la cornée vous renseignera sur la disposition des cellules dans un *épithélium pavimenteux* et *stratifié*. (Voir le chapitre : Peau).

L'étude des différents épithéliums doit nécessairement se borner à quelques exemples de choix pris parmi les types très variés que vous examinerez dans la suite au cours des travaux pratiques.

Dessins. — Pour bien fixer dans votre esprit les aspects des épithéliums, il sera bon de dessiner successivement l'épithélium cubique de la thyroïde, l'endothélium mésentérique, quelques cellules caliciformes et cylindriques ciliées et une tranche mince d'épithélium stratifié ou pavimenteux.

TISSU CONJONCTIF

Pour vous rendre un compte exact de ce que l'on entend par tissu conjonctif, il vous suffira de regarder au faible grossissement une coupe perpendiculaire à la surface interne d'un organe tel que l'intestin grêle. Vous remarquerez tout de suite combien la régularité des éléments épithéliaux disposés à la périphérie les distingue du tissu sous-jacent qui appa-

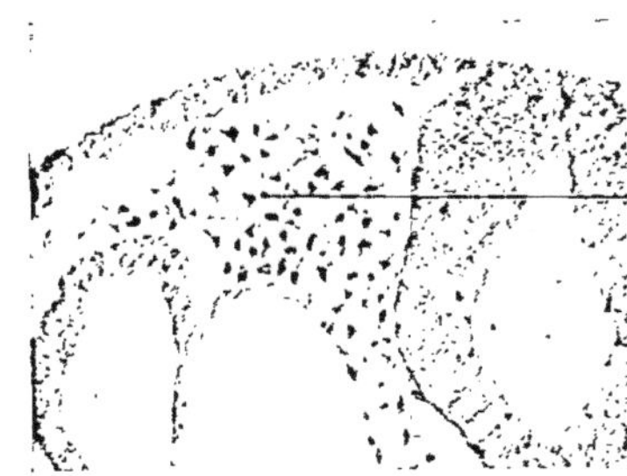

Fig. 11. — Coupe transversale d'embryon montrant le tissu mésenchymateux embryonnaire (faible grossissement).

raît comme entouré de paquets de fibres et de cellules *disposées en tous sens et sans ordre apparent.* Ce tissu, qui supporte l'épithélium, est le tissu conjonctif, c'est-à-dire celui qui sert de trait d'union entre les différents épithéliums.

Les aspects du tissu conjonctif sont très variés et nous étudierons aujourd'hui le *tissu conjonctif mésenchymateux embryonnaire,* le *tissu cellulaire sous-cutané*, le *tissu tendineux*, le *tissu aponévrotique*.

Tissu mésenchymateux embryonnaire (fig. 11). — L'étude de ce tissu se fera sur des préparations empruntées à des embryons de mammifères. Cherchez de préférence les espaces intermédiaires aux formations épithéliales (peau, intestin, tube médullaire, etc.). Ce tissu se présente sous forme d'un ensemble de petites cellules étoilées dont les prolongements s'anastomosent les uns avec les autres.

Leur noyau apparaît sous forme d'une petite masse ovoïde placée à l'endroit plus élargi du protoplasme d'où partent les prolongements.

Tissu cellulaire sous-cutané (fig. 12 et 13). — Les deux procédés de choix pour l'étude de ce tissu sont :

1° *La boule d'œdème ;*

2° *Le procédé de lames minces.*

Pour faire une boule d'œdème, on se procure un morceau de peau de chien ou de cobaye aussi fraîche que posssible et on injecte dans le derme, tangentiellement à la surface, soit une solution d'acide osmique à 1 p. 100, soit une solution aqueuse de violet de méthyle, soit du picro-carmin de Ranvier. L'injection doit être poussée assez fortement de façon à bien dissocier les éléments du tissu conjonctif et à

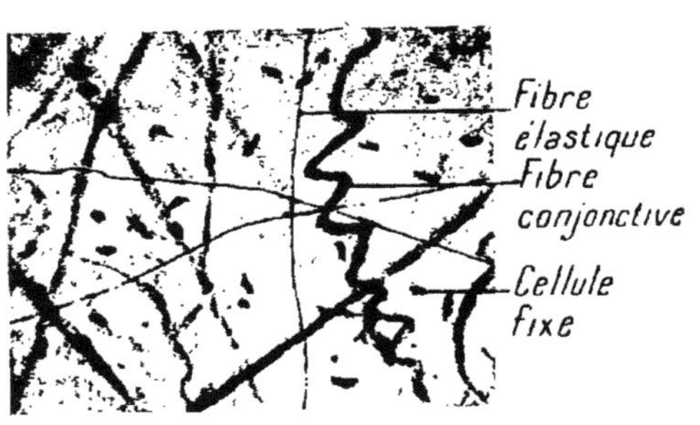

Fig. 12. — Tissu cellulaire sous-cutané par le procédé de la boule d'œdème (fort grossissement).

former une sorte de gelée qu'on pourra examiner après
l'avoir aplatie entre la lame et la lamelle.

La boule d'œdème à l'acide osmique montrera surtout
les *cellules adipeuses* toujours nombreuses dans le
tissu cellulaire sous-cutané. Elles forment des amas
souvent considérables de grosses boules noires ou grises
chevauchant les unes
sur les autres et se
reconnaissant à leur
forme bien arrondie ou
ovalaire,à leurs limites
réfringentes et bien
tranchées. Là où l'acide
osmique n'a pas péné-
tré, elles ont un con-
tenu uniformément
transparent et très ré-

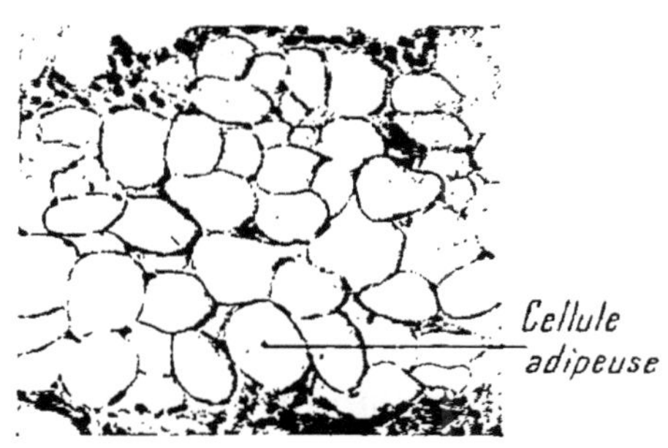

Fig. 13. — Tissu adipeux (fort grossis·
sement).

fringent. Le noyau est peu visible par ce procédé.

La boule d'œdème au picro-carmin montrera, sur le
bord des cellules adipeuses, des formations allongées
placées à la périphérie sous la membrane et colorées en
rouge. Ce sont les noyaux. Dans la préparation che-
minent des rubans flexueux, striés longitudinalement
et colorés en rose. Ce sont les *fibres conjonctives*
souvent rassemblées en paquets ou faisceaux et présentant sur leurs bords des taches allongées colorées en rouge
vif, les noyaux des *fibroblastes*. On voit aussi d'autres
filaments très fins, réfringents, le plus souvent tordus
en tous sens comme des cheveux follets et colorés en
jaune. Ce sont les *fibres élastiques* sur le trajet desquelles
il sera parfois possible de déceler des noyaux allongés
colorés en rouge, les noyaux des *élastoblastes* qui leur

ont donné naissance. Entre ces différentes formations apparaissent des cellules fusiformes à noyau rouge, les *cellules fixes du tissu conjonctif*. Le liquide interstitiel n'est pas coloré.

C'est surtout la boule d'œdème au violet de méthyle ou au violet de gentiane qui donne les images les plus complètes. Les fibres conjonctives sont rouge violacé, les fibres élastiques violet franc, les noyaux des cellules adipeuses, des fibres élastiques, des élastoblastes et des cellules fixes sont violet foncé. Enfin, par places, dans les intervalles, on peut voir des cellules contenant de grosses granulations fortement colorées en rouge violacé, ce sont les *mastzellen* (1).

Indépendamment de ces procédés coloratifs, il sera bon de faire sur une des préparations au violet par exemple, la réaction de l'acide acétique. En introduisant entre la lame et la lamelle une goutte d'acide acétique, on voit la coloration disparaître et les faisceaux conjonctifs perdre leurs striation longitudinale. Ils se gonflent sous l'action de l'acide et montrent par places le long de leur trajet des étranglements caractéristiques. Les fibres élastiques ne se modifient pas par l'acide acétique.

Le procédé dit des lames minces est encore plus démonstratif.

Lorsque le tissu cellulaire sous-cutané est pris sur un animal jeune, il se délamine facilement et permet d'obtenir par arrachement des lames très fines qu'on étend en les étirant convenablement sur le porte-objet. En séchant, cette lame reste adhérente à la plaque de verre et on peut

---

(1) Les mastzellen se voient particulièrement bien sur des préparations de tissu conjonctif du mésentère de rat traité par le violet de méthyle ou le violet de gentiane.

appliquer les différents procédés de fixation et de coloration énoncés plus haut. L'image donnée par la lame mince est plus exacte, car les fibres élastiques et les fibres conjonctives ne sont pas dissociées et gardent leurs rapportse

En particulier, les fibres élastiques tendues sont le plus souvent rectilignes, n'ayant pas été séparées par l'action mécanique de l'injection interstitielle.

Tissu tendineux (fig. 14). — Le tissu tendineux est un exemple du tissu conjonctif *ordonné* en un seul sens ou *unitendu*. L'étude s'en fait sur le tendon de la queue du rat ou de la souris traités par l'alcool au tiers et le picro-carmin et dissociés dans la glycérine.

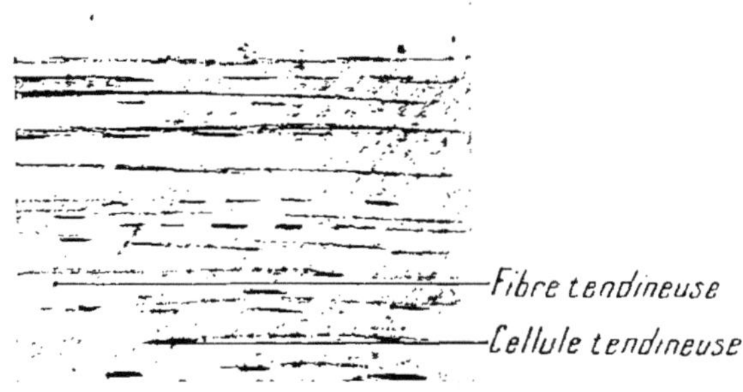

Fig.14. — Tissu tendineux (coupe longitudinale) (fort grossissement).

Pour dissocier, il suffit, en maintenant une extrémité du tendon sur la plaque de verre, de dilacérer avec l'aiguille à dissocier l'extrémité libre, de façon à former des filaments aussi fins que possible. Les faisceaux conjonctifs sont parallèles les uns aux autres et laissent voir, dans leurs intervalles, des points rouges allongés, les noyaux qui, comprimés entre deux faisceaux voisins, épousent la forme de l'espace qui les sépare, d'où l'aspect caractéristique *des crêtes d'empreinte*. Ces crêtes apparaissent comme des traits allongés et plus colorés le long du noyau.

Sur une préparation toute faite, examinez maintenant une coupe transversale de tendon. Vous y verrez une série de taches étoilées entourant des ronds plus clairs. Ces derniers sont les fibres conjonctives tendineuses, les taches étoilées qui les séparent sont surtout formées par les noyaux des cellules appliquées contre les fibres tendineuses.

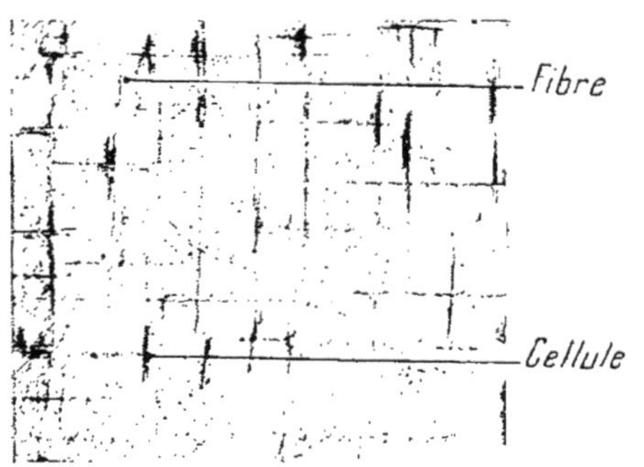

Fig. 15. — Tissu aponévrotique (fort grossissement).

Tissu aponévrotique et tissu cornéen (fig. 15 et 16).— Pour connaître la disposition générale d'un tissu conjonctif ordonné en deux sens différents ou bi-tendu, vous examinerez des préparations d'aponévrose fémorale de grenouille et des préparations de tissu conjonctif de la cornée.

L'aponévrose fémorale fixée en place par une solution d'acide osmique à 1 p. 100 a été établie sur une lame de verre et colorée au picro-carmin. Au faible grossissement, il

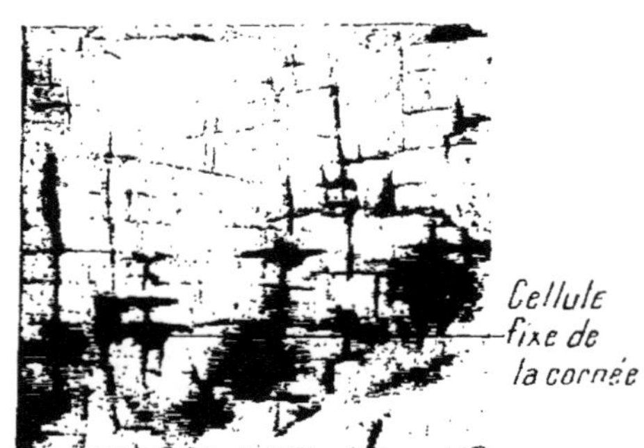

Fig. 16. — Tissu cornéen (fort grossissement).

vous semble que le tissu aponévrotique est formé de deux tendons très minces appliqués l'un au-dessus de l'autre, dont les fibres sont dirigées perpendiculairement les unes aux autres. Les cellules et leurs noyaux comprimés entre ces deux couches de fibres conjonctives possèdent les crêtes d'empreintes sous forme de lignes plus colorées dirigées dans deux sens perpendiculaires.

La préparation de cornée a été plongée dans le chlorure d'or réduit ensuite dans l'acide formique. Le chlorure d'or donne aux cellules du tissu propre de la cornée une coloration violette ou rosée. Tandis que dans l'aponévrose, les fibres conjonctives étaient bien nettes, ci, ce sont surtout les cellules et leurs prolongements caractéristiques dirigés dans deux sens perpendiculaires l'un à l'autre.

Dessins. — Il sera bon de faire les dessins suivants :

1° Boule d'œdème à l'acide osmique ;

2° Lame mince au violet ;

3° Tendon vu à plat ;

4° Tissus cornéen ou aponévrotique.

LE SANG

Pour l'étude du sang, vous avez à votre disposition :

1° Des lames porte-objet, sur lesquelles vous préparerez vous-mêmes du sang obtenu par piqûre du doigt ;

2° Des préparations de sang humain et de sang de batracien, fixées et colorées par différents procédés de choix.

Sang frais. — *Technique.* — Après vous être soigneusement lavé la pulpe d'un doigt avec un peu d'alcool ou d'éther, vous la piquez d'un coup sec avec une aiguille préalablement passée à la flamme. Vous faites sortir une première goutte de sang que vous essuyez puis une seconde que vous déposez sur une lame légèrement chauffée et vous recouvrez d'une lamelle.

Au faible grossissement, vous voyez, mobiles dans un liquide incolore, une foule de petits disques arrondis, colorés faiblement en jaune pâle et souvent empilés les uns sur les autres. Ce sont les *globules rouges* ou *hématies.* Au fort grossissement, vous remarquez qu'ils sont tantôt plus sombres au centre, tantôt plus clairs suivant que vous approchez ou éloignez l'objectif de la lamelle couvre-objet. Ces différences de mise au point viennent de la forme biconcave dont vous vous rendez particulièrement compte là ou les hématies se présentent de profil (forme de biscuit).

Entre les hématies, vous pourrez voir par places, environ une ou deux dans le champ du microscope, des masses irrégulières, réfringentes, granuleuses et très pâles. Ce sont les *globules blancs* ou *leucocytes*.

Sang fixé. — Pour voir mieux les détails de structure des éléments du sang, il est utile de les fixer et de les colorer convenablement. A cet effet, vous déposez une goutte de sang sur une lame bien propre et légèrement chauffée (après avoir pris les précautions indiquées plus haut). A l'aide d'une lamelle

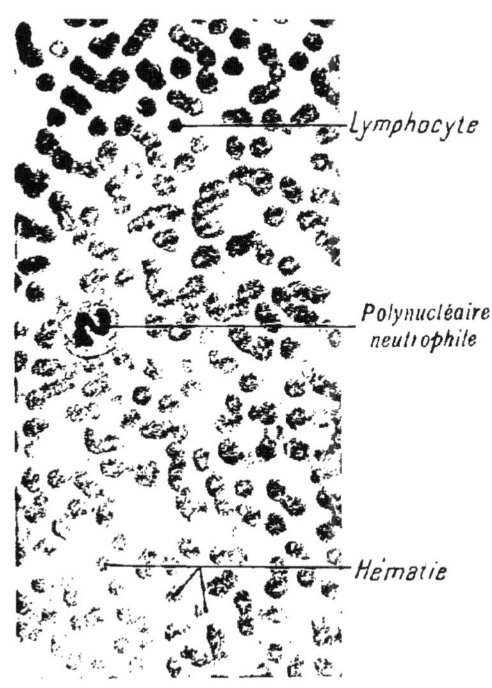

Fig. 17. — Sang humain (fort grossissement).

couvre-objet, vous étalez cette goutte en une couche très mince et régulière d'un bout à l'autre de la lame.

En agitant à l'air, le sang reste collé sur le verre et il n'y a plus qu'à le *fixer* pour qu'il ne s'altère pas. A cet effet, vous le passez rapidement dans la flamme d'un Bunsen ou bien vous trempez la lame porte-objet pendant 5 à 10 minutes dans un mélange à parties égales d'alcool absolu et d'éther. Ces deux procédés de fixation sont pratiquement suffisants pour l'examen du sang. La coloration peut se faire ensuite soit à l'hématéine-éosine, soit à l'éosine bleu de Kühne. Après lavage, vous pouvez examiner avec ou sans montage sous lamelle.

Au faible grossissement, les globules rouges apparaissent fortement colorés par l'éosine et forment autant de petits disques roses parmi lesquels, dans le champ du microscope, vous voyez une ou deux taches bleues irrégulières, les noyaux des globules blancs.

En examinant au fort grossissement, vous constatez que ces taches bleues sont arrondies (mononucléaires). Ces mononucléaires sont ou bien de la même taille que les hématies (*lymphocytes*) ou bien plus gros (*mononucléaires* proprement dits). Le plus souvent, les taches bleues sont irrégulières, disposées en S, en fer à cheval, en croix, au milieu d'un protoplasma très finement granuleux. Ce sont les noyaux des *leucocytes polynucléaires neutrophiles*, les plus nombreux parmi les leucocytes du sang normal. Vous rencontrerez beaucoup plus rarement des leucocytes polynucléaires à protoplasma parsemé de grosses granulations roses par l'éosine (*éosinophiles*). Les mêmes procédés de fixation et de coloration étant appliqués au sang de batracien, vous remarquerez au premier abord la grande taille des hématies, leur forme ovoïde, la présence d'un noyau arrondi au milieu de leur corps cellulaire.

Ces préparations de sang de batracien vous montreront aussi des leucocytes. Pour voir les *plaquettes* ou *thrombocytes* du sang humain, il suffit après s'être déposé sur le doigt une goutte d'acide osmique, de se piquer et de laisser couler immédiatement sur une lame la goutte de sang ainsi saisie par le réactif fixateur. On laisse sécher et il suffit alors de laver à grande eau. Tous les globules sanguins sont entraînés, il ne reste que les plaquettes ou thrombocytes que l'on peut colorer par le violet de gentiane. Étant donnée leur petite taille, ces cellules seront examinées à l'immersion comme préparation de démonstration.

Cause d'erreurs. — Souvent, les globules sanguins sont polyédriques et comme collés les uns aux autres. C'est ce qu'on connaît sous le nom de laquage. Le sang ainsi laqué n'est pas favorable à un examen minutieux et il est préférable de recommencer la préparation jusqu'à ce qu'on obtienne un bon résultat.

Démonstrations. — Après avoir dessiné les différentes préparations de sang, vous examinerez quelques préparations de sang fixé au liquide de Flemming, ou aux vapeurs d'acide osmique et coloré par le procédé de Giemsa ou par le triacide d'Ehrlich. Il est utile de connaître les différents procédés qui fixent le sang d'une façon parfaite et colorent chacun d'une façon spéciale les globules rouges et les leucocytes.

Vous verrez ensuite une préparation de thrombocytes, un réseau de fibrine et une coupe d'un organe montrant un vaisseau rempli de sang, de façon à vous renseigner sur l'aspect des éléments du sang dans les préparations que vous aurez à étudier par la suite.

Dessins. — Il sera bon de faire un dessin de chacune des préparations suivantes :

Sang frais (homme) fort grossissement.

Sang frais (batracien) fort grossissement.

Sang fixé et coloré fort grossissement.

Plaquettes fort grossissement.

TISSU CARTILAGINEUX

Si à l'aide d'un rasoir, vous faites une coupe à main levée tangentielle à la surface articulaire d'une épiphyse, et que vous l'examiniez au faible grossissement du microscope, vous vous trouvez en présence d'une lamelle de substance incolore ou légèrement bleuâtre dans laquelle sont percées comme à l'emporte-pièce des cavités ovalaires simples ou divisées en plusieurs compartiments par d'étroites cloisons. Cette substance incolore est la *substance*

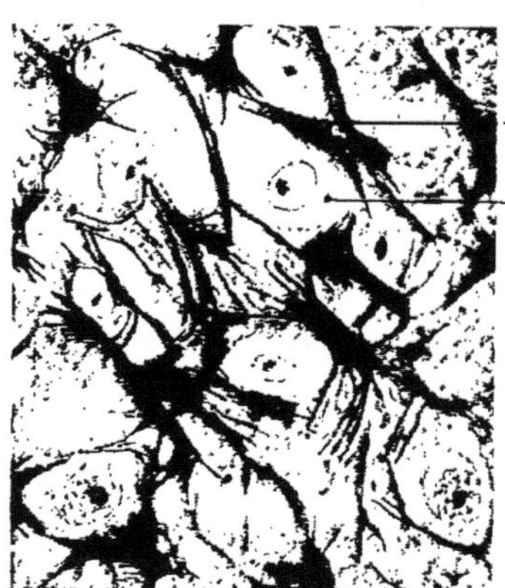

Fig. 18. — Cartilage élastique (fort grossissement).

fondamentale du *cartilage hyalin* et les cavités ovalaires qu'elle contient sont les *capsules cartilagineuses*. Si maintenant vous examinez la même coupe, mais après l'avoir colorée au violet, vous voyez que ces capsules cartilagineuses contiennent des éléments colorés, ce sont les cellules cartilagineuses ou *chondroblastes* enfermées au sein de la substance qu'elles ont élaborée. Cette démonstration de la structure du cartilage hyalin pourra se faire aussi en examinant les bords très minces du sternum de la grenouille. Ici, les capsules cartilagineuses sont beaucoup plus rapprochées les unes des autres et les cellules cartilagineuses montrent bien leur noyau arrondi coloré par le violet et leur protoplasma ne remplissant pas toujours toute la capsule.

Pour le *fibro-cartilage* et le *cartilage élastique*, vous examinerez des préparations de disque intervertébral et des coupes de cartilage de l'épiglotte ou du pavillon de l'oreille. Connaissant déjà le cartilage hyalin, vous n'aurez pas de peine à retrouver les caractères cellulaires essentiels. Mais vous remarquerez tout de suite la grande quantité de fibres conjonctives qui se sont mélangées et pour ainsi dire substituées à la substance fondamentale hyaline, y formant des écheveaux très serrés autour des capsules cartilagineuses.

La coupe d'épiglotte vous montrera les *fibres élastiques* mélangées inégalement à la substance fondamentale sous forme d'aiguilles tantôt très fines, tantôt assez épaisses. Ces fibres élastiques en aiguilles se colorent électivement par l'orcéine en brun marron, par la fuchsine de Weigert en noir bleu. Elles se colorent aussi mais pas spécifiquement par l'hématoxyline ferrique.

Ce cartilage dans lesquel la substance fondamentale hyaline contient des fibres élastiques est le type du cartilage élastique.

Dessins. — Il sera bon de faire un dessin de chacune des préparations suivantes au faible et au fort grossissement : 1° Cartilage hyalin; 2° Cartilage élastique; 3° Fibro-cartilage.

TISSU OSSEUX. — OSSIFICATION

Vous ferez l'étude du tissu osseux : 1° sur des préparations d'os sec, exécutées au cours de la séance ; 2° sur des coupes d'os, fixé à l'état frais, décalcifié et coloré ensuite par les méthodes habituelles.

Os sec. — Vous avez à votre disposition de petites lamelles d'os sec détachées à la scie et intéressant une diaphyse soit en long soit en travers. Il suffit alors de rendre transparentes chacune de ces deux sortes de lamelles en les frottant entre deux pierres ponces dont l'une a été préalablement humectée d'un peu d'eau.

Après avoir enlevé avec un peu d'alcool la poussière d'os qui recouvre la lamelle ainsi préparée, vous la laissez sécher et vous procédez au montage. A cet effet, vous faites fondre sur la lame porte-objet placée au-dessus de la flamme d'un bec Bunsen, un fragment de baume du Canada. Vous laissez légèrement tiédir et appliquez la lamelle d'os sur ce baume fondu. Il ne vous reste plus qu'à recouvrir aussitôt d'une lamelle, en appuyant légèrement pour permettre au baume de se répandre également entre la lame et la lamelle.

Examinant au faible grossissement la coupe transversale, vous voyez une série de trous ovoïdes ou arrondis, entourés de cercles concentriques, le long desquels sont des petits corps allongés et étoilés. Ces trous sont les *canaux de Havers* et les cercles concentriques sont les *lamelles osseuses* et leurs *corpuscules osseux* étoilés. L'ensemble du canal de Havers et des lamelles est *le système de Havers*.

Sur une coupe longitudinale, les canaux de Havers, intéressés suivant leur longueur, vous apparaîtront non plus comme des trous ronds ou ovalaires, mais comme des tubes allongés, rectilignes, souvent anastomosés les uns avec les autres et vous remarquerez tout le long de leur trajet la disposition régulière des corpuscules osseux qui les entourent. L'examen des lamelles d'os sec au fort grossissement

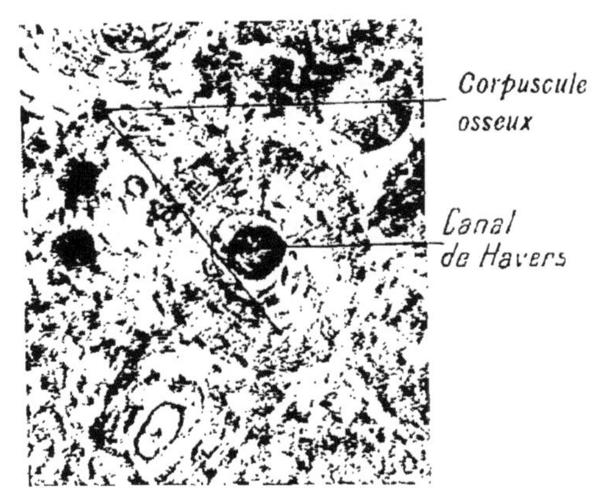

Fig. 19. — Os sec coupe transversale (faible grossissement).

ne pourra guère vous donner des renseignements complémentaires que sur la forme capricieuse des prolongements des corpuscules osseux. Vous verrez que ces corpuscules sont des cavités creusées dans la substance fondamentale, et vides de cellules.

Vous étant rendu compte par ces deux préparations de la structure de *l'os compact*, étudiez, maintenant *l'os spongieux* sur des coupes, d'os frais fixé et décalcifié ensuite.

Coupes d'os décalcifié. — Ces coupes sont destinées à vous montrer la structure de l'os à l'état vivant. La décalcification suivant la fixation n'altère pas sensiblement les éléments celullaires contenus dans les corpuscules osseux.

Elles ont été colorées à la triple coloration de Prenant et ont été faites au niveau des épiphyses. Vous remarquez, au faible grossissement, des travées de substance homogène colorées en vert (travées osseuses) limitant des espaces clairs irréguliers dans lesquels sont de nombreux points noirs et rouges (*cavités* ou *espaces médullaires* contenant les éléments de la moelle osseuse). Les travées osseuses présentent de nombreux corpuscules étoilés renfermant une substance colorée en rose et un noyau noir central. Ce sont les *corpuscules osseux* renrefmant les *ostéoblastes*. Étudiez ces cellules qui avaient disparu dans l'os sec et rendez-vous compte que la principale différence entre l'os compact et l'os spongieux réside surtout dans la forme des cavités renfermant la moelle osseuse.

Ossification — Pour étudier la formation du tissu osseux aux dépens du cartilage (*ossification enchondrale*) ou aux dépens du tissu conjonctif fibreux (*ossification périchondrale ou périostique*), vous examinerez de préférence des coupes toutes faites et convenablement colorées (la triple coloration de Prenant donne des images très démonstratives).

1° *Ossification enchondrale.* — En regardant à l'œil nu une coupe longitudinale d'un fémur de cobaye, vous remarquez, au niveau de la jonction de l'épiphyse avec la diaphyse, une ligne transversale séparant nettement l'épiphyse colorée en vert et de structure plus régulière, d'une région parsemée de cavités irrégulières allongées suivant la longueur de l'os et remplies de points fortement colorés en noir et en rouge. Cette ligne est la *ligne d'ossification* marquant la transition entre le cartilage épiphysaire et l'os en voie de formation.

Si vous examinez au faible grossissement, vous allez pouvoir suivre le passage du carti- lage hyalin (épi- physe) à l'os pro- prement dit. Vous remarquez que les cellules cartilagineuses semblent s'em- piler les unes sur les autres et former des files régulières : ce sont des *grou- pes isogéniques radiés* et le car- tilage à ce niveau prend le nom de *cartilage sérié*. Le cartilage qui lui succède est formé de cellules plus grandes et séparées seule- ment les unes

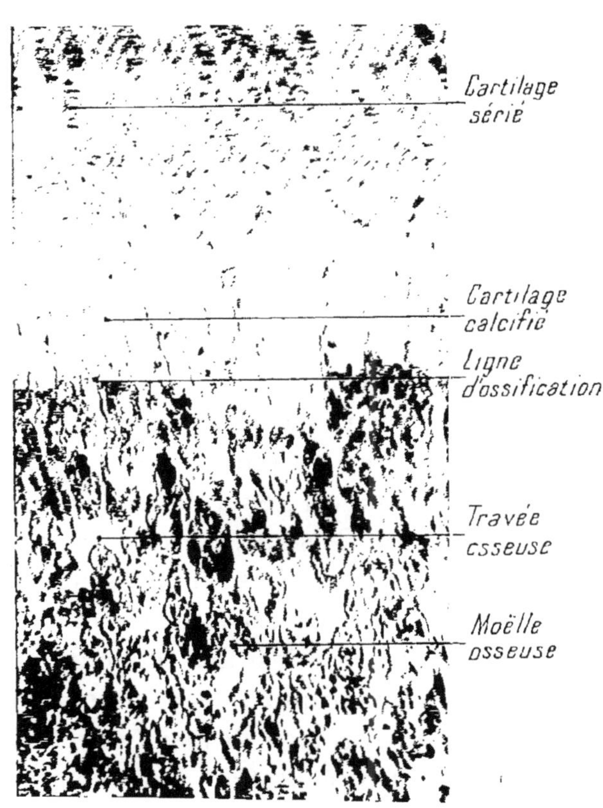

Fig. 20. — Ossification enchondrale, coupe longitudinale d'un os long au niveau de la ligne d'ossification (fort grossis- sement.

des autres par de minces filaments de substance fondamentale (colorée en vert). C'est le *cartilage calci- fié* qui confine à la ligne d'ossification proprement dite. L'os fait son apparition immédiatement après sous forme de files de cellules régulières colorées en rose. Ces files de cellules sont les ostéoblastes de la moelle osseuse.

Si vous examinez au fort grossissement, vous pouvez constater que ces ostéoblastes sont rangés généralement sur le pourtour d'un capillaire rempli de globules rouges. Ces files d'ostéoblastes sont séparées les unes des autres par de fines cloisons colorées en vert foncé et qui vont en s'élargissant à mesure qu'on s'éloigne de la ligne d'ossification. Ce sont les *travées osseuses* dont l'épaisseur augmente à mesure qu'un nouveau groupe d'ostéoblastes vient déposer une nouvelle couche de substance osseuse. Elles limitent les cavités où sont les ostéoblastes et les vaisseaux et qui ne sont autre chose que les cavités médullaires. En étudiant attentivement ces cavités médullaires, vous remarquez par endroits des éléments cellulaires de grande taille et de formes irrégulières. Leur protoplasma est généralement orné d'un grand nombre de noyaux. Ce sont les *ostéoclastes* ou cellules géantes de la moelle des os. Ces cellules sont surtout très bien développées dans les espaces médullaires du maxillaire inférieur du fœtus ; c'est une coupe de maxillaire inférieur du fœtus humain que vous examinez ensuite pour étudier :

2° *L'ossification de membrane.*

Sur cette préparation, vous remarquerez au faible grossissement, une sorte de condensation des fibres conjonctives à la périphérie de l'os. Cet épaississement des tissus se manifeste sous forme d'une bordure plus colorée. Au fort grossissement vous distinguez dans cette bordure un grand nombre de fibres conjonctives serrées les unes contre les autres et parsemées de files de cellules analogues à celles qui remplaçaient les intervalles des travées osseuses au niveau de la ligne d'ossification. Ce sont les fibres conjonctives du *périoste* et les *ostéoblastes* sur le point de les entourer de substance osseuse.

Vous remarquerez l'irrégularité de l'ossification dans ce cas, comparativement avec l'ossification enchondrale.

Il n'y a pas de ligne d'ossification aussi nettement tranchée.

Démonstration. — Connaissant les deux sortes d'ossification, vous verrez en démonstration une préparation vous montrant un *point d'ossification* au centre de la diaphyse d'un os jeune. Vous pourrez constater que le processus d'ossification enchondrale est le même, qu'il se fasse suivant toute la longueur d'une diaphyse ou qu'il n'intéresse qu'un point limité.

Les cellules de *l'ivoire* ou *odontoblastes* ayant beaucoup de points communs avec les cellules osseuses, vous comparerez sur la coupe de maxillaire de fœtus, la structure de la dent avec celle de l'alvéole où elle est insérée. Vous remarquerez la façon toute spéciale dont l'ivoire est produit le long des prolongements des odontoblastes de l'ébauche dentaire (fibres de Tomes). Tandis que dans l'alvéole les lamelles osseuses se constituent par la superposition de plusieurs couches de cellules osseuses au sein de la substance fondamentale qu'elles ont secrétée, la production de l'ivoire de la dent est localisée à un pôle bien déterminé des odontoblastes qui ne sont jamais enfermés dans la substance qu'ils élaborent.

Dessins. — Il sera bon de dessiner successivement :

1° L'os sec en long et en travers (faible grossissement); 2° Une ligne d'ossification (fort grossissement); Une zone d'ossification de membrane (fort grossissement); 4° Un odontoblaste (fort grossissement).

MUSCLE LISSE

L'objet de choix pour l'étude de la cellule musculaire lisse est la tunique musculaire de la vessie de la grenouille. Après en avoir fait une préparation, vous examinerez des coupes de tunique musculaire de l'in-

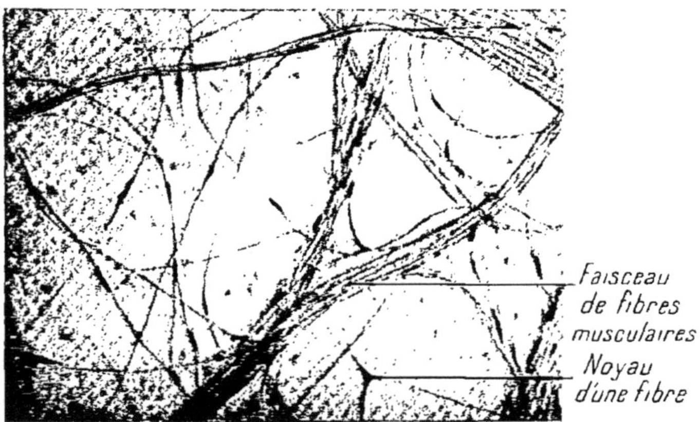

Fig. 21. — Tunique musculaire lisse de la vessie de la grenouille.

testin qui vous montreront la disposition des fibres musculaires dans les muscles lisses des mammifères.

Technique. — La vessie de la grenouille est composée principalement par un épithélium reposant sur un chorion dans lequel s'est différencié une tunique musculaire lisse. On s'arrange donc de façon à se débarrasser de l'épithélium et à ne garder que la tunique musculaire.

A cet effet, on dilate la vessie en y injectant de l'alcool au tiers au moyen d'une seringue introduite dans le cloaque. Quand la vessie a atteint le volume d'une grosse noisette, on fait une ligature et on plonge la vessie ainsi dilatée dans un récipient contenant de l'alcool au tiers. L'action fixatrice et dissociante de ce réactif est suffisante pour qu'au bout de 24 heures il suffise de frotter légèrement avec un pinceau à poils ras la surface interne de la vessie étalée, pour en enlever tout l'épithélium. Ce pinceautage doit être fait soigneusement. La fine membrane qu'il laisse subsister est presque exclusivement constituée par des fibres musculaires lisses.

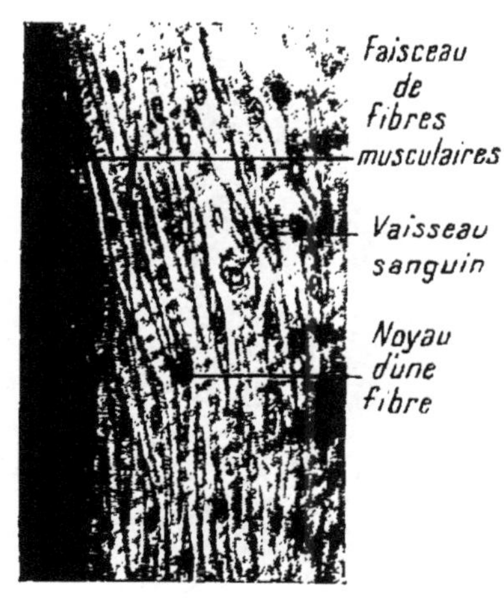

Fig. 22.— Tunique musculaire lisse de l'intestin, coupe longitudinale (fort grossissement).

C'est cette membrane ainsi préparée que vous aurez à colorer et à monter. A cet effet, vous en étalez un petit fragment sur la lame porte-objet et, profitant de son élasticité, vous l'étirez au maximum pendant qu'elle sèche lentement. C'est le procédé de la demi-dessiccation, qui vous permet de bien écarter les unes des autres les fibres musculaires. Lorsque la préparation est bien tendue et séchée, elle reste collée d'elle-même à la lame de verre et il vous est désormais facile de lui faire subir l'action des colorants. Après coloration, vous montez au baume du Canada.

Au faible grossissement, vous verrez un réseau de cordons épais et de filaments très fins.

Les filaments fins sont colorés en rose par l'éosine, et montrent par places des points colorés en bleu par l'hématéine. Ces filaments sont les cellules musculaires et les points leurs noyaux. Les fibres musculaires, appliquées les unes contre les autres et réunies en paquets ou faisceaux, constituent les cordons épais qui sillonnent la préparation. Au fort grossissement, vous remarquez la gracilité des formes des cellules musculaires présentant tantôt deux,

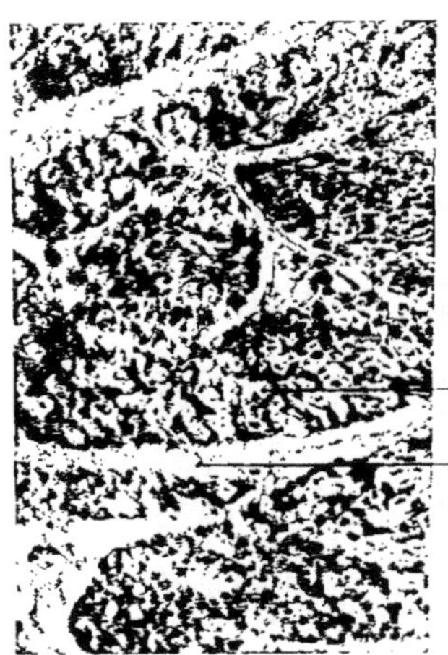

Fig. 23. — Tunique musculaire lisse de l'intestin, coupe transversale (fort grossissement).

tantôt trois prolongements. Le noyau est allongé, en bâtonnets ou trilobé et placé au point de jonction des prolongements.

Lorsque le pinceautage n'a pas été parfait, vous apercevrez, masquant les fibres musculaires, des cellules épithéliales aplaties avec un noyau arrondi qu'il ne faudra pas confondre avec celui des cellules musculaires.

Connaissant ainsi la cellule musculaire lisse, examinons la façon dont elle se comporte dans un muscle lisse de la musculeuse de l'intestin. Cette coupe a l'avantage de montrer l'un à côté de l'autre un muscle lisse coupé longitudinalement (tunique circulaire) et un muscle lisse coupé transversalement (tunique longitudinale).

L'intérêt de la coupe longitudinale réside surtout dans la disposition du tissu conjonctif autour des cellules musculaires. Vous remarquerez les tractus fins colorés en vert (dans la coloration de Prenant) qui remplissent les intervalles des fibres musculaires et simulent des ponts intercellulaires analogues à ceux que vous verrez dans les cellules de l'épiderme.

La coupe transversale vous montrera surtout l'arrangement des fibres lisses en faisceaux d'importance variable séparés par du tissu conjonctif. Chaque fibre musculaire apparaît comme un disque arrondi et clair, possédant ou ne possédant pas de noyau, suivant le niveau de la fibre intéressé par le rasoir.

Dessins. — Les dessins suivants sont indispensables :

1° Vessie de grenouille (fort grossissement);

2° Muscle lisse, coupe longitudinale (fort grossissement);

3° Muscle lisse coupe transversale (fort grossissement).

10e Séance.

MUSCLE STRIÉ

Cette séance sera consacrée à l'examen de coupes longitudinales et transversales toutes faites de muscle du squelette et de muscle cardiaque. Les propriétés contractiles du muscle rendent difficiles et, en tout cas, peu démonstratives les dissociations à l'état frais et les dissociations de muscle bouilli donnent des résultats médiocres.

Les préparations que vous examinerez ont été faites avec des muscles dont les deux extrémités avaient été tendues modérément au moment ou l'on a fait agir le liquide fixateur. Cette précaution est indispensable pour garder aux éléments musculaires leur structure et leurs rapports normaux.

Coupe longitudinale. — *Au faible grossissement,* les fibres ou cellules musculaires vous apparaissent comme autant de rubans placés les uns à côté des autres et possédant une trame longitudinale peu nette et une trame transversale bien marquée. Sur les bords de ces rubans vous remarquez de place en place des noyaux allongés. Ils sont placés immédiatement sous la membrane qui entoure la cellule ou *sarcolemme.* Vous remarquez aussi entre les différentes fibres musculaires, du tissu conjonctif lâche.

Au fort grossissement, vous constatez autour des noyaux une zone de protoplasma granuleux, c'est le *sarcoplasma*. Dans le reste de la fibre vous voyez plus nettement que tout à l'heure la trame longitudinale constituée par les *fibrilles*. La trame ou striation trans-versale vous ap-parait au contraire beaucoup moins simple.

Vous remarquez qu'elle s'inter-rompt dans les intervalles des fi-brilles et qu'en réalité elle n'est constituée que par la juxtaposition de points clairs et de points foncés si-tués sur les diffé-rentes fibrilles à un même niveau.

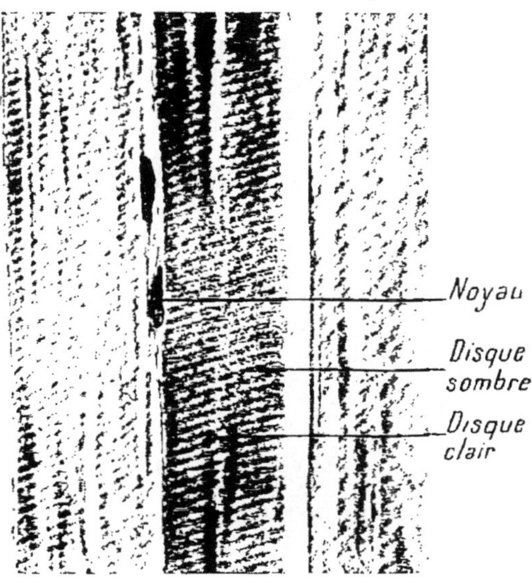

Fig. 24. — Muscle strié (homme), coupe longitudinale (fort grossissement).

En suivant donc une fibrille d'un bout à l'autre et en con-naissant ses accidents de coloration vous connaitrez toute la cellule musculaire striée. Vous pouvez ainsi véri-fier l'alternance des disques clairs et des disques foncés. Mais vous remarquerez que ce sont en réalité sur chaque fibrille bien plutôt des points que des disques. Au milieu du disque clair vous remarquerez une mince bande qui la traverse comme un fil minuscule, c'est la *membrane fondamentale* disque mince, strie d'Amici. L'espace compris entre deux membranes fondamentales est la *case musculaire.* Au milieu du disque foncé vous remarquerez une zone claire, la *strie de Hensen.*

Coupe transversale. — La coupe transversale d'un faisceau de fibres musculaires vue au faible grossissement vous donne des renseignements utiles sur la disposition du tissu conjonctif autour de ce faisceau *(périmysium).* Vous y remarquerez aussi la disposition périphérique des noyaux.

Elles seront surtout très utiles pour l'étude de la fibre elle-même au fort grossissement, parce qu'elles montrent bien l'assemblage des fibrilles en paquets distincts *(colonnettes)* à l'intérieur de la cellule musculaire. Les fi-

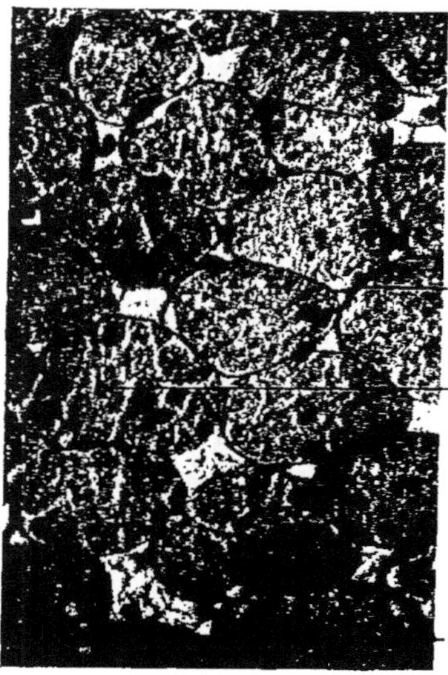

Fig. 25. — Le même muscle strié en coupe transversale (fort grossissement).

brilles ont l'aspect d'autant de points colorés, les colonnettes forment alors des paquets de points colorés séparés par des espaces de sarcoplasma finement granuleux et plus clair. C'est la figure classique des *champs de Cohnheim.*

Quelques préparations de démonstrations concernant des cellules musculaires jeunes où *myoblastes* et montrant l'apparition des fibrilles au sein de leur protoplasma complètent l'ensemble des images que vous devez retenir concernant la cellule musculaire striée.

Muscle cardiaque. — Sur une coupe longitudinale vous reconnaîtrez le muscle cardiaque : 1° à ce que ses fibres musculaires striées échangent les unes avec les autres de nombreux paquets de fibrilles. Il en résulte un aspect particulier que l'on connaît sous le nom de *muscle en réseau.*

2° A la situation axiale des noyaux dans la fibre. Ces noyaux sont généralement entourés d'une grande quantité de sarcoplasma granuleux.

3° A la présence sur le trajet des fibres du réseau, de bandes fortement colorées, disposées souvent en escalier, ce sont les *stries scalariformes* ou stries intercalaires. Ce dernier caractère n'appartient qu'au cœur des grands mammifères adultes.

Sur une coupe transversale, vous remarquerez une série de cellules arrondies, possédant un centre granuleux et une partie périphérique présentant des points très colorés orientés régulièrement en rayon autour de ce centre. Ces points sont les sections des fibrilles, le centre granuleux est le sarcoplasma et, suivant le niveau de la coupe, vous y trouverez ou n'y trouverez pas de noyau central. Il est bon de remarquer que le myocarde étant

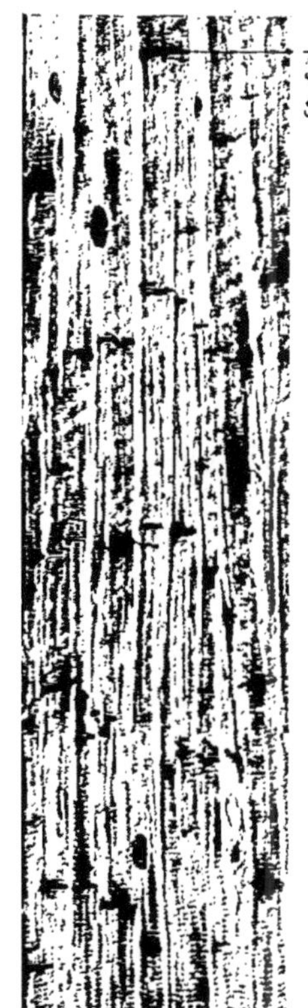

Fig. 26. — Muscle cardiaque
(fort grossissement).

composé de cellules musculaires dirigées en tous sens vous rencontrerez nécessairement sur une même coupe des fibres coupées en long et en travers. Connaissant leur aspect il vous sera facile de comprendre comment elles se présentent en coupe oblique.

Dessins. — Les dessins suivants sont indispensables :

1° Muscle strié coupe longitudinale (fort grossissement) ;

2° Muscle strié coupe transversale (faible et fort grossissement) ;

3° Muscle cardiaque coupe longitudinale (faible grossissement) ;

4° Muscle cardiaque coupe transversale (faible grossissement).

11e Séance.

VAISSEAUX SANGUINS (1)

Vous étudierez les vaisseaux sanguins d'une part dans une préparation de mésentère étalé et nitraté, et d'autre part et surtout, en les recherchant systématiquement dans des coupes toutes faites d'organes quelconques que l'on mettra à votre disposition.

La technique est la même que celle que vous avez déjà employée pour voir les espaces intercellulaires dans l'endothélium péritonéal : donc, après avoir tué l'animal et ouvert sa cavité abdominale, vous étalez le mesentère, versez dessus la solution de nitrate d'argent, et au bout d'une demi-heure environ, vous libérez un fragment mince de ce mésentére, l'étalez sur lame suivant le procédé habituel; placez, pour terminer, une lamelle portant à sa face inférieure une goutte de glycérine sur la préparation et examinez.

Au faible grossissement vous voyez cheminer dans la préparation des ramuscules plus colorés que le fond, figurant des troncs d'arbres et qui ne sont autres que des vaisseaux. Mettez le fort grossissement sur un des plus fins de ces ramuscules et vous verrez facilement qu'il

(1) Vous aurez soin d'apporter pour cette séance les aiguilles montées et et les ciseaux fins nécessaires à la préparation d'un étalement de membrane.

4.

s'agit d'un tube formé de cellules plates, dentelées (le ciment intercellulaire est coloré en noir par le nitrate d'argent), s'engrenant les unes avec les autres et allongées dans le sens du vaisseau : vous avez sous les yeux un capillaire et ces cellules sont les cellules endothéliales qui, à elles seules, forment sa paroi.

Vous retrouverez cet endothélium dans tous les vaisseaux sanguins, mais tandis qu'ici il est l'unique paroi, vous verrez que dans les vaisseaux d'un plus gros calibre, qu'ils soient artériels ou veineux, il se disposera autour de lui des couches de tissu musculaire lisse, élastique, ou conjonctif, dont les unes ou les autres se développeront d'autant plus que, suivant sa fonction ou sa situation, le vaisseau devra être élastique ou au contraire plus résistant.

Prenez maintenant nos coupes toutes faites et cherchez à y reconnaître les formations vasculaires; — allant du simple au complexe vous commencerez par chercher un capillaire. Vous concevrez sans peine, maintenant que vous en connaissez la structure, qu'il s'agit, en coupe transversale, d'une lumière très petite (sauf dans le cas de tissu érectile) bordée de cellules. Ces cellules étant très aplaties, vous *ne verrez guère que leur noyau* qui fait saillie dans la lumière : cherchez donc à apercevoir de petits espaces clairs bordés de points noirs ou violets (suivant la coloration employée pour les noyaux).

Passez maintenant aux artères : vous connaissez, par vos livres, leur classification histologique en : *artérioles*, *moyennes artères* et *grosses artères*. Dans tous les cas, vous savez que vous y devez rencontrer, en partant de la lumière, d'abord un endothélium, puis des couches plus ou moins nombreuses de fibres musculaires lisses, de fibres élastiques et de tissu conjonctif.

Une artériole se présentera le plus souvent à vos yeux sous forme d'une figure arrondie, creusée en son centre (en coupe transversale, toujours) d'une lumière en forme d'étoile. bordée d'endothélium (l'*intima* ou *endartère*),

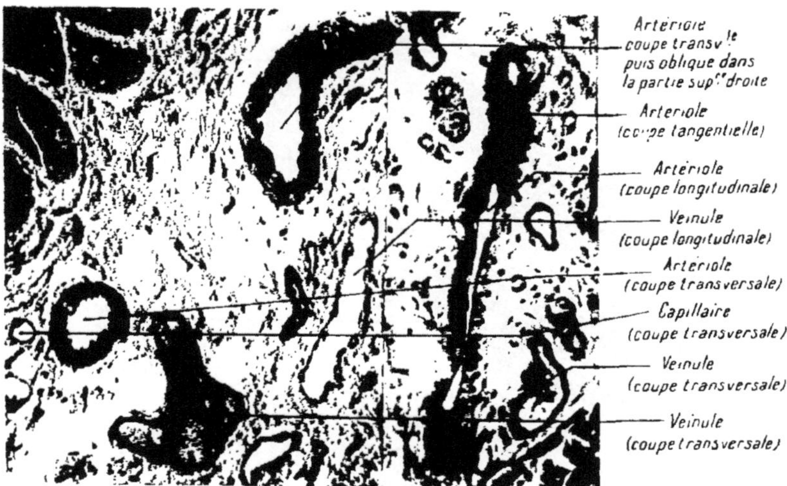

Fig. 27. — Coupes de vaisseaux sanguins (fort grossissement).

autour de laquelle vous reconnaitrez la forme allongée de noyaux de fibres musculaires lisses (couche musculaire entourée elle-même d'une gaine) conjonctive *(tunique externe ou adventice)*.

Dans les petites et moyennes artères, cherchez toujours l'endartère, qui présente les mêmes caractères, et remarquez qu'elle est supportée par une lame assez épaisse, sinueuse, légèrement réfringente, que vous appellerez la *limitante élastique interne*, qui limite en dedans la tunique moyenne : celle-ci est formée des mêmes fibres musculaires lisses que vous avez déjà rencontrées :

dans les artères moyennes vous voyez, entre ces fibres, de fines lignes très sinueuses qui sont des fibres élastiques, et à leur périphérie vous reconnaissez encore, mais plus difficilement, une *limitante élastique externe* qui sépare la tunique moyenne ou musculeuse de la gaine conjonctive élastique externe ou adventice.

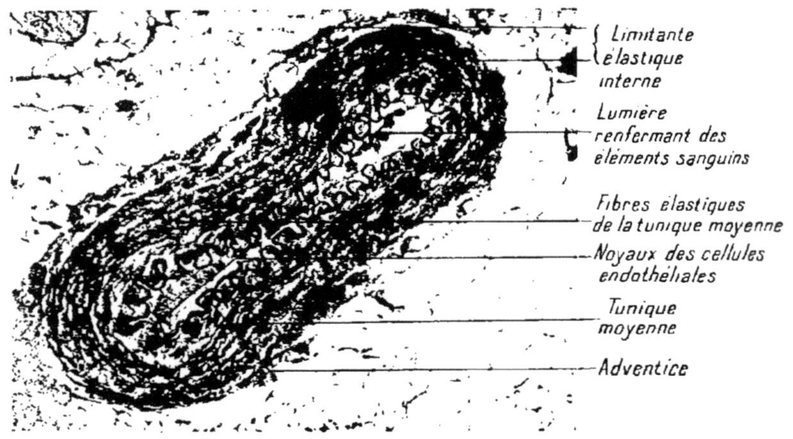

Fig. 28. — Coupe transversale d'une grosse artère (faible grossissement).

Si maintenant vous prenez une coupe de grosse artère, telle que l'aorte ou une carotide primitive, vous voyez que l'endothélium est séparé de la limitante élastique interne par une mince couche fibroïde, et que la tunique moyenne est formée presque exclusivement de lames élastiques (1) dont vous ne voyez que les sections, et qu'entre elles se rencontrent quelques rares fibres musculaires. Tout à fait à la périphérie vous rencontrez,

____

(1) Vos traités et manuels vous donnent la description de ces lames, c'est pourquoi nous n'insistons pas sur leurs caractères structuraux.

comme toujours, la gaine conjonctive externe, ou adventice.

Donc, en ce qui concerne les artères, autour du pivot central formé par l'endothélium, vous voyez se disposer des formations de plus en plus élastiques et de moins en moins musculaires au fur et à mesure que l'on s'approche du cœur. Vous comprenez facilement que les coupes des vaisseaux ne sont pas toujours forcément tranversales et qu'elles peuvent être obliques ou longitudinales; que, par conséquent, les divers éléments constituant leurs tuniques ne se présenteront pas toujours dans des conditions optima pour l'examen et que, dans de tels cas, vous devez toujours projeter dans l'espace, par la pensée, la figure que vous avez sous les yeux, pour la ramener à la figure plus simple et mieux connue de vous de la coupe transversale.

Les veines, dont vous devez maintenant vous occuper, présentent les mêmes éléments constitutifs se disposant toujours autour de l'indispensable endothélium, mais là il est impossible de vous schématiser, comme pour les artères, les diverses catégories veineuses, car deux veines du même calibre peuvent présenter dans leur tunique moyenne de grandes variations en quantité de tissu musculaire et de tissu élastique. En général, vous avez toujours les trois tuniques fondamentales rencontrées dans les artères, mais la media est habituellement formée d'un feutrage irrégulier de tissu conjonctif élastique et de tissu musculaire. La pratique des coupes vous fera cependant reconnaître facilement une veine d'une artère, car, le plus souvent, l'artère présente une petite lumière avec d'épaisses parois, tandis qu'au contraire vous voyez dans la veine une vaste lumière à parois minces : c'est là un des meilleurs criteriums généraux de diagnostic entre ces deux sortes de vaisseaux.

Dessins :

1° Capillaire nitraté montrant les cellules endothéliales allongées dans le sens du courant sanguin;

2° Coupes transversales d'artérioles, artère moyenne, grosse artère ;

3° Coupe longitudinale d'artère moyenne, montrant la disposition perpendiculaire des cellules endothéliales par rapport aux cellules musculaires lisses;

4° Veine et veinule.

ORGANES HÉMATOPOIÉTIQUES. RATE. MOELLE DES OS

Pour bien voir la structure des organes hématopoïétiques, vous examinerez successivement un frottis de *pulpe splénique*, un frottis de *moelle osseuse*, et des coupes toutes faites et colorées, de *rate* et de *canal médullaire* avec la moelle osseuse qu'il contient.

Technique. — On sectionne la rate d'un chien ou d'un cobaye fraîchement tués et l'on promène la surface de section sur une lame porte-objet bien nettoyée. Les éléments constituants du tissu de la rate restent adhérents au verre et il suffit alors de les fixer en les plongeant dans l'alcool-éther. Dix minutes environ après, on laisse sécher et on colore à l'éosine cinq minutes. Après lavage rapide à l'eau on dépose sur la lame une goutte de bleu de Kühne (bleu de méthylène phéniqué).

On passe dans l'alcool à 90°, à l'alcool à 100°, et on monte au baume du Canada sous lamelle.

La même technique est très recommandable pour les étalements de moelle osseuse. On prend la moelle osseuse en ouvrant la cavité médullaire d'un fémur de souris ou de cobaye jeune.

Les coupes de moelle et de rate ont été fixées au liquide de Flemming et colorées à la safranine et au vert lumière.

Examen des préparations. — Au faible grossissement, les frottis de pulpe splénique colorés à l'éosine et au bleu de Kühne montrent une foule d'éléments dispersés sans ordre et de formes très irrégulières. Les uns possèdent des noyaux colorés en bleu (*érythrocytes*, *globules blancs* et *cellules endothéliales* des capillaires) alors que le protoplasma est rose ; d'autres sont uniformément colorés en rose par l'éosine (*hématies*). D'autres présentent un protoplasma de la même couleur que le noyau et par conséquent apparaissent comme des taches uniformément bleues (*leucocytes basophiles*). D'autres enfin ont un protoplasma violacé.

Pour bien localiser ces différentes formes de cellules, il est indispensable de se servir du fort grossissement. Vous verrez alors :

1° Des éléments uniformément rosés, d'aspect lenticulaire et de petite taille. Ce sont les globules rouges ou *hématies*. Ces cellules de taille peu variable serviront de terme de comparaison pour l'étude des autres éléments spléniques.

2° Des cellules analogues aux précédentes, mais tantôt égales, ou plus grandes que celles-ci et dont la forme n'est pas nécessairement discoïde; elles possèdent un noyau arrondi bien coloré en bleu. Ce sont les globules rouges nucléés ou *érthyocytes*. Suivant que leur taille est égale, inférieure ou supérieure aux globules rouges, vous les appellerez *micro*, *normo* ou *mégaloblastes*.

3° Des cellules de plus grande taille possédant un noyau volumineux bien coloré en bleu et un protoplasma non granuleux bleuâtre ou violacé. Ce sont les *leucocytes mononucléaires*, que vous distinguerez suivant leur taille en grands, moyens et petits.

4° Des cellules possédant un noyau lobé, en fer à cheval ou plusieurs noyaux réunis par un fin tractus. Ce sont les *leucocytes polynucléaires* dont le protoplasma est neutrophile, c'est-à-dire coloré en violet.

5° Des éléments à noyau polymorphe et à protoplasma granuleux tantôt bleu (*polynucléaires basophiles*), tantôt rouge (*polynucléaires acidophiles*.

6° De grandes cellules possédant un gros noyau coloré en bleu et un protoplasma peu coloré dans lequel apparaissent des globules rouges en voie de destruction. Ce sont les *macrophages* ou cellules chargées de la destruction des vieux globules rouges.

7° Enfin, mais assez disséminées, des cellules très allongées avec un noyau filiforme. Ce sont les cellules de l'endothélium des capillaires.

L'examen du frottis de moelle osseuse montrera au fort grossissement les mêmes éléments. En plus il y aura des cellules de très grande taille à protoplasma rosé et pourvues d'un noyau volumineux disposé en couronne ou d'aspect mûriforme — que vous appellerez *mégacaryocytes* — ou de plusieurs petits noyaux épais dans le protoplasma (*polycaryocytes ou ostéoclastes*). — Ces grandes cellules ne se trouvent pas normalement dans la rate. Vous ne trouverez pas ici de macrophages, mais y verrez par contre une grande quantité de cellules à protoplasma granuleux fortement coloré, tantôt en rose par l'éosine, tantôt en bleu par les bleus basiques, et à noyau unique. Ce sont les *myélocytes*. Ces myélocytes ou leucocytes mononucléaires granuleux de la moelle des os sont les éléments caractéristiques. Leurs granulations peuvent être acidophiles (rouges), basophiles (bleues) ou neutrophiles (bleues et rouges), et vous permettent ainsi de reconnaître les différentes variétés de myélocytes. S'il s'agit d'un frottis de moelle prise à un animal âgé vous y trouverez un grand nombre de vésicules claires et réfringentes bordées d'un noyau aplati : ce sont des *cellules adipeuses*.

Examen des coupes. — Les frottis de pulpe splénique et de moelle osseuse sont en général des préparations difficiles à bien réussir. En tout cas elles ne renseignent pas sur la situation exacte des éléments de cette pulpe et de cette moelle. Aussi est-il indispensable de faire l'étude de la rate et de la moelle osseuse sur des coupes colorées de façon à bien montrer les éléments caractéristiques, en place.

Coupe transversale de rate. — Au faible grossissement vous voyez tout d'abord une foule de points colorés (en noir par l'hématoxyline, en bleu par l'hématéine, en rouge par la safranine). Par places, ces points semblent plus nombreux et constituer des régions arrondies plus sombres. Ces plages plus sombres montrent généralement en leur milieu, quand elles sont coupées bien perpendiculairement à l'axe, sur le côté quand la coupe est oblique, un ou deux petits cercles bordés d'une paroi onduleuse et dont la lumière est vide. Ces plages plus sombres sont les *corpuscules de Malpighi*, le cercle ou les deux cercles du milieu sont les *artères centrales* de ces corpuscules vues en coupe. A la périphérie vous remarquez l'existence d'une sorte de membrane épaisse et formée de fibres envoyant des tractus dans l'épaisseur du tissu parsemé de points rapprochés. C'est la *capsule fibreuse* (colorée en vert par le vert lumière) qui maintient en place la *pulpe rouge*. Au fort grossissement il vous sera facile de vous rendre compte des rapports que présente cette capsule avec les éléments de la pulpe splénique. De ses bords part une sorte de réseau fin dans les mailles duquel les éléments libres sont enfermés. Si la coupe passe par la hile de la rate, vous remarquerez que la capsule se réfléchit à ce niveau et accompagne les artères qui pénètrent dans l'organe.

Examinez maintenant en détail les corpuscules de Malpighi. Vous allez comprendre tout de suite en voyant les nombreux leucocytes qui se pressent autour des artérioles centrales pourquoi ces corpuscules méritent aussi les noms de gaines lymphoïdes péri-artérielles ou de *pulpe blanche*. Ce sont les endroits de la rate où se forment et se détruisent les globules blancs. Les mitoses que vous y constatez et l'existence de macrophages possédant dans leur protoplasma des points colorés (corps tingibles de vos Traités) en sont la meilleure preuve.

Coupe de moelle osseuse. — Si vous étudiez une coupe d'os passant par le canal médullaire, vous voyez que les éléments de la moelle osseuse contenus dans ce canal sont beaucoup moins compacts que ceux de la rate.

Vous remarquez de grands espaces clairs limités par une fine membrane, ce sont les *cellules graisseuses*, et de nombreuses traînées de cellules colorées en rouge par l'éosine, dépourvues de noyau (hématies) et limitées par une membrane mince montrant par place des noyaux allongés. Ce sont les capillaires remplis de globules rouges.

Ces capillaires et ces cellules adipeuses sont comprises dans les mailles d'un réseau très fin de cellules conjonctives allongées. Ce réseau ou *réticulum* remplit toute la cavité médullaire jusqu'aux travées osseuses qui la limitent. Sur le bord de ces travées vous verrez appliquées de grandes cellules à protoplasma rosé et pourvues de plusieurs noyaux disposés sans ordre apparent dans le protoplasma. Ce sont les *ostéoclastes* ou *polycaryocytes*. Ces polycaryocytes sont toujours appliqués contre une travée osseuse. Enfin, et surtout au voisinage de la ligne d'ossification, les travées osseuses sont recouvertes d'une rangée assez régulière d'éléments appliqués directement contre elles. Ces cellules ont un protoplasma finement granuleux et un noyau se colorant bien par les réactifs habituels. Ce sont les *ostéoblastes* en train d'élaborer une lamelle osseuse.

Les myélocytes et les globules blancs non granuleux sont épars dans la cavité médullaire, entre les capillaires et les cellules adipeuses, dans les mailles du réticulum.

Dessins :

1° Frottis de pulpe splénique, pour montrer les éléments caractéristiques au fort grossissement;

2° Coupe de rate au faible grossissement;

3° Un corpuscule de Malpighi au fort grossissement;

4° Un ostéoclaste de la moelle osseuse au fort grossissement.

TISSU LYMPHOIDE. GANGLIONS LYMPHATIQUES
ORGANES LYMPHOPOIÉTIQUES

Les organes lymphopoïétiques sont ceux où se forment les différents globules blancs de la série lymphatique, c'est-à-dire à protoplasma non grossièrement granuleux. Une préparation d'un tel organe devra donc vous montrer avant tout un grand nombre de globules blancs. Les globules blancs possédant un noyau bien colorable, ils apparaîtront au faible grossissement comme autant de points colorés. L'impression générale que produira sur vous l'examen au faible grossissement d'une coupe de ganglion lymphatique, de follicule clos ou d'amygdale sera celle d'une foule de points colorés (en bleu par l'hématéine, en noir par l'hématoxyline au fer). Ces points sont les *éléments libres* du tissu lymphoïde. Vous pourrez en effet vous rendre compte qu'ils ne sont pas répartis d'une façon fixe et uniforme dans le tissu.

Par places, ils sont plus serrés, ont un noyau bien colorable et forment des zones arrondies ou ovalaires plus denses au milieu desquelles vous remarquez un centre plus clair. La partie claire ainsi délimitée est le *centre germinatif*, la partie périphérique parsemée de nombreux points colorés par l'hématéine ou l'hématoxyline est la *portion corticale* de ce que l'on désigne sous le nom de *nodule lymphoïde*. Vous retrouverez le nodule lymphoïde dans toutes les formations de tissu lymphoïde. C'est un élément de diagnostic important dans une préparation.

Mais le tissu lymphoïde ne contient pas seulement des points noirs (noyaux des leucocytes). Au fort grossissement vous remarquez, entre les leucocytes, de fins tractus (colorés en vert par le vert lumière, en orange par l'orange G, etc.) formant un réseau très fin. Ce réseau est constitué par des cellules conjonctives dont vous pouvez voir par endroits les noyaux allongés : c'est le *réticulum*.

Ayant ainsi vérifié l'existence des deux constituants fondamentaux du tissu lymphoïde, le réticulum et les éléments libres, étudiez ces derniers au fort grossissement. Les noyaux des leucocytes qui au faible grossissement vous apparaissaient comme une série de points assez semblables les uns aux autres vous étonnent maintenant par la variété de leurs formes et de leurs dimensions; depuis le lymphocyte au noyau arrondi et entouré d'une mince bande de protoplasma jusqu'au polynucléaire au noyau découpé et contourné de mille façons.

Au niveau des centres germinatifs des nodules lymphoïdes vous constaterez, en outre, de nombreuses cellules en voie de mitose et des éléments plus grands à protoplasma chargé de grains réfringents colorés par la safranine ou l'hématoxyline. Ce sont les macrophages chargés de détruire les vieux leucocytes.

Cette disposition générale des éléments libres et du réticulum se retrouve dans tous les organes à structure lymphoïde tels que les *follicules clos*, les *amygdales*, les *ganglions lymphatiques*.

Vous diagnostiquerez un *follicule clos* à sa situation au voisinage de la muqueuse intestinale.

Les *amygdales* se reconnaissent à leurs rapports étroits avec l'épithélium stratifié et les glandes de la muqueuse buccale. Souvent l'épithélium est invaginé dans le tissu lymphoïde et y forme de petits amas isolés de cellules épithéliales qui semblent n'avoir aucun rapport avec la muqueuse.

Les *ganglions lymphatiques* sont reconnaissables à la disposition du tissu lymphoïde à l'intérieur d'une *coque conjonctive fibreuse.* Cette coque envoie des tractus entre chaque nodule lymphoïde. Elle semble être une con-

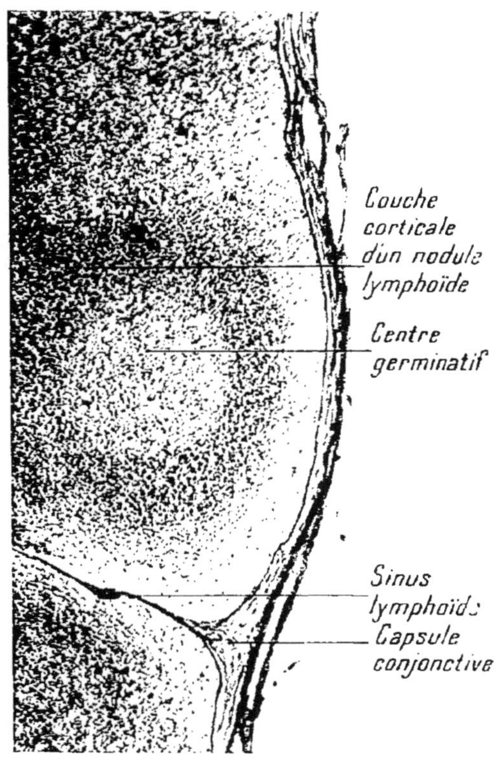

Fig. 29. — Ganglion lymphatique (fort grossissement).

densation du réticulum. Vous remarquerez que la coque et les tractus fibreux sont séparés le plus souvent des nodules lymphoïdes par des zones où le réticulum est moins serré. Ces endroits plus clairs du tissu lymphoïde vous représentent les *sinus lymphatiques, périphériques* et *radiés.*

Vous pourrez voir, le long de l'enveloppe fibreuse,

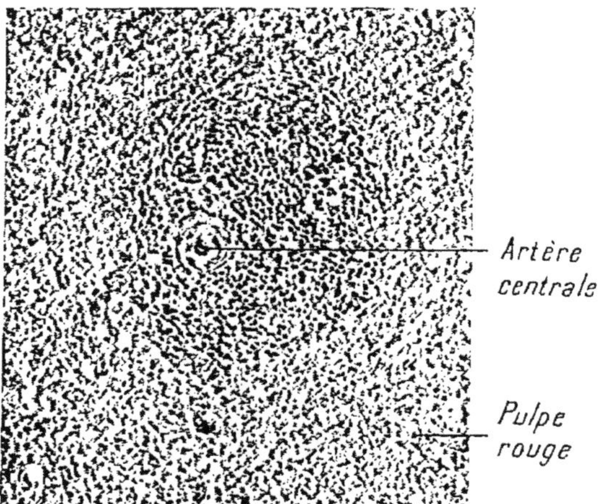

Fig. 30. — Corpuscule de Malpighi de la rate (fort grossissement).

quelques ouvertures obliques où passent les conduits à paroi mince, allant au sinus périphérique. Ce sont les endroits de sortie des vaisseaux lymphatiques efférents.

L'étude des organes lymphoïdes se complétera utilement par l'examen d'une coupe de *thymus*.

Vous remarquez, au faible grossissement, que cet organe, malgré ses dimensions, ne possède pas de coque conjonctive pouvant rappeler celle des

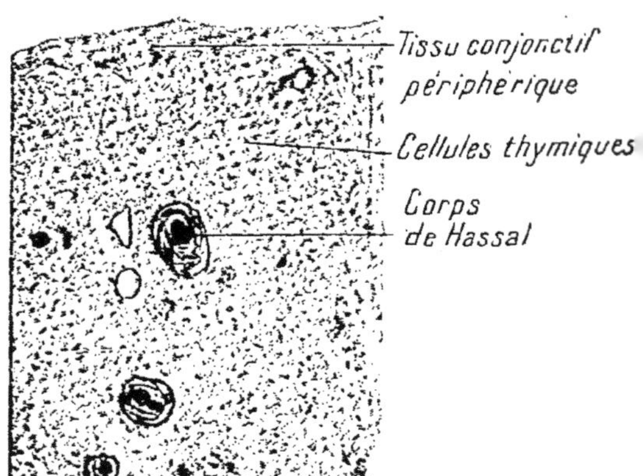

Fig. 31. — Thymus (fort grossissement).

ganglions lymphatiques. Il vous montre un tissu lymphoïde serré à la périphérie (zone corticale) et plus clair au centre (zone médullaire). Les petites cellules lymphoïdes de la zone corticale s'appellent *petites cellules thymiques*. Dans la zone médullaire vous remarquez de nombreux vaisseaux sanguins et des formations arrondies, de grande taille, à structure rappelant la disposition des écailles d'un bulbe d'oignon. Ce sont les *corps de Hassal*. Outre ces corps de Hassal, vous verrez aussi dans cette zone des cellules polygonales ou arrondies d'aspect épithélial, à protoplasma très coloré par l'éosine ou le vert lumière. Ce sont les *épithélioïdes*.

Les corps de Hassal et les épithélioïdes sont les éléments caractéristiques du thymus.

Dessins. — Il sera bon de faire les dessins suivants :

1° follicules clos, vue d'ensemble au faible grossissement ;

2° nodule lymphoïde d'un ganglion ou d'une amygdale au fort grossissement pour montrer les éléments libres et le réticulum ;

3° un corps de Hassal au fort grossissement.

Diagnostic différenciel entre le ganglion lymphatique, l'amygdale, le thymus et la rate.

Ganglion lymphatique. — Plusieurs nodules lymphoïdes enfermés dans une capsule conjonctive et séparés généralement de cette capsule par des espaces plus clairs, les sinus lymphatiques.

Amygdale. — Nodules lymphoïdes en rapport avec l'épithélium stratifié et les glandes caractéristiques de la muqueuse buccale. Pas de coque fibreuse. Souvent des formations épithéliales incluses dans le tissu lymphoïde.

Thymus. — Tissu lymphoïde plus dense à la périphérie, plus clair au centre où il montre les éléments caractéristiques : corps de Hassal et cellules épithélioïdes.

Rate. — Nodules lymphoïdes possédant une ou deux artères centrales ou latérales (corpuscules de Malpighi, pulpe blanche).

Tissu lymphoïde contenant de nombreux vaisseaux remplis de globules rouges (pulpe rouge).

Coque fibreuse périphérique envoyant des tractus dans la pulpe splénique.

$$14^{e}\ Séance.$$

LA CELLULE NERVEUSE. LE NERF

Pour l'étude de la cellule nerveuse et du nerf, vous ferez des dissociations de tissus nerveux et des examens de préparations.

Cellules nerveuses. — La cellule nerveuse étant un élément caractérisé surtout par ses prolongements, il est important de conserver aussi intacts que possible ces prolongements. Comme ils sont dirigés en tous sens, une coupe passant par un plan déterminé ne pourrait vous en montrer qu'une partie, aussi est-il préférable d'isoler artificiellement les cellules nerveuses du tissu où elles se trouvent et de les examiner dans une goutte de glycérine. A cet effet on a placé un fragment de moelle épinière de bœuf fraiche dans un récipient contenant de l'alcool au tiers, après y avoir pratiqué des incisions pour faciliter l'action du liquide. L'action fixatrice et dissociante de ce réactif est suffisante pour qu'au bout de 24 heures il soit possible par agitation du récipient de faire tomber au fond des cellules nerveuses isolées.

Vous recueillerez donc le liquide blanchâtre contenant les cellules et n'aurez plus qu'à en étaler une goutte sur la lame porte-objet. Vous séchez avec précaution, le liquide s'évapore et les cellules restent adhérentes à la lame de verre. Vous versez sur la lame une goutte de picrocarmin et une heure après vous remplacez le picro-carmin par une goutte de glycérine et mettez une lamelle.

Examen des préparations. — Au faible grossissement vous remarquez, disséminées dans le champ du microscope, un certain nombre de cellules de grande taille colorées en jaune clair et présentant en leur centre une tache rouge ou rosée, le noyau. Le protoplasma de ces cellules est pourvu de *nombreux prolongements*, irréguliers et dirigés en tous sens. Leur noyau généralement vésiculeux présente un petit point brillant et rouge vif, le *nucléole*. Ce sont les cellules nerveuses de la substance grise de la moelle épinière et comme elles ont plus de deux prolongements vous les appellerez : *cellules nerveuses multipolaires.*

Cette notion de la morphologie de la cellule nerveuse étant acquise, vous regarderez des préparations faites par la méthode des coupes et vous pourrez constater que les prolongements sont beaucoup plus réduits pour la raison énoncée plus haut. La cellule nerveuse est un élément très complexe et il est utile que vous ayez un aperçu de tout ce qu'on peut trouver dans son cytoplasma. Il existe un certain nombre de techniques spéciales destinées à vous faire voir : 1° les *corps de Nissl :* 2° les *neurofibrilles ;* 3° le *pigment.* Il sera donc bon que vous examiniez des préparations faites suivant chacune de ces méthodes.

1° *Préparation de cellules nerveuses par la méthode de Nissl.* — En examinant au fort grossissement une telle préparation et en vous basant sur les connaissances acquises par la dissociation, vous verrez que le protoplasma de la cellule nerveuse est rempli d'une foule de grains irréguliers fortement colorés en bleu. Ce sont les *corps de Nissl.* Ils existent à l'origine de tous les prolongements, sauf un, rectiligne et grêle, dont l'endroit d'implantation sur le corps cellulaire forme un cône clair et dépourvu de substance chromatique. C'est le

prolongement cylindre-axile ou *axone* tandis que les autres sont les prolongements protoplasmiques ou *dendrites*. Au centre le noyau vous montrera sa forme vésiculeuse et son gros nucléole fortement coloré en bleu violacé.

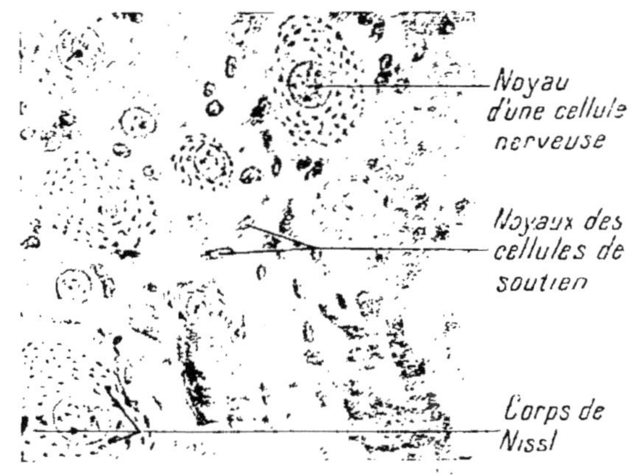

Fig. 32. — Cellules nerveuses d'un ganglion spinal traitées par la méthode de Nissl (fort grossissement).

2° *Méthode de Cajal*. — Cette méthode donne aux préparations une couleur brune caractéristique. Au fort grossissement vous voyez que le corps cellulaire et ses prolongements sont parcourus par un réseau de fibrilles très fines et très colorées en brun

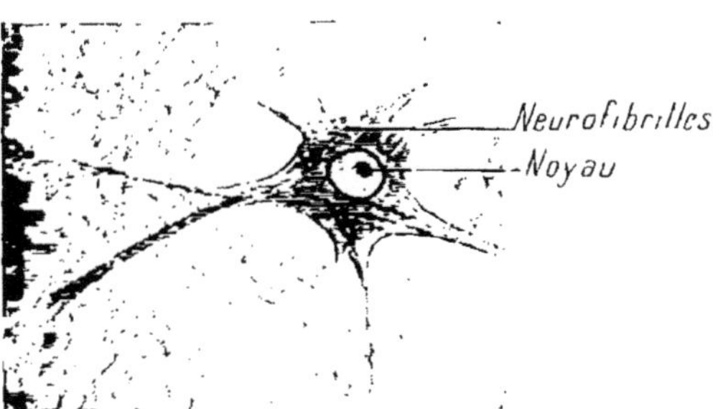

Fig. 33. — Cellule nerveuse multipolaire traitée par la méthode de Cajal (fort grossissement).

noir. Ce sont les neurofibrilles. Vous remarquez qu'aucune formation analogue aux corps de Nissl n'apparaît par ce procédé de coloration.

3° *Pigment*. — Sur des préparations colorées par l'hématéine-éosine et convenablement choisies vous apercevez le pigment sous forme d'un amas de grains noirs ou bruns situés dans le protoplasma.

Nerf. — Vous étudierez la structure des nerfs : 1° sur des dissociations de nerf ayant subi l'action de l'acide osmique ; 2° sur des dissociations de nerf traité par le nitrate d'argent ; 3° sur les coupes longitudinales et transversales destinées à vous donner une idée d'ensemble des faisceaux nerveux.

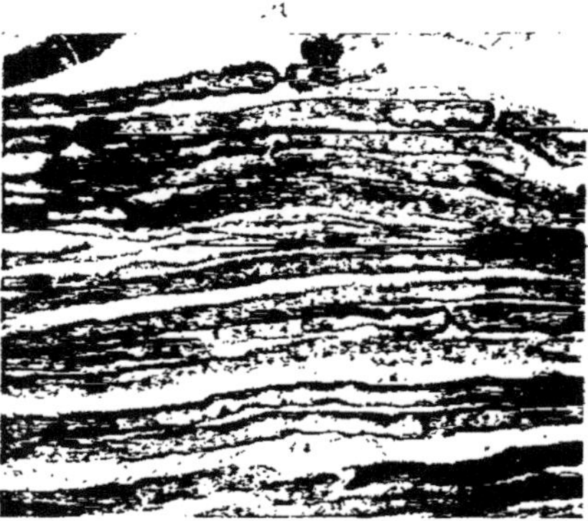

Fig. 34. — Nerf traité par l'acide osmique, coupe longitudinale (fort grossissement).

1° *Nerf traité par l'acide osmique*. — L'acide osmique possède la propriété de se réduire au contact des graisses neutres. Cette propriété a été mise à profit par les histologistes pour mettre en évidence la myéline, sustance grasse entourant les tubes nerveux.

Vous aurez donc à dissocier aussi finement que possible des fragments de nerf sciatique traité par une solution d'acide osmique à 1 p. 500. La dissociation terminée vous montez la préparation dans une goutte de glycérine après avoir eu soin de colorer pendant une heure environ au picro-carmin de Ranvier (1).

____

(1) La coloration par le picro-carmin ne prend bien que si les nerfs ont été convenablement lavés à l'eau après avoir subi l'action de l'acide osmique.

Au faible grossissement, vous voyez une série de tubes allongés, rectilignes et dont la paroi assez épaisse est colorée en gris noir. Ces tubes sont les *tubes nerveux*. La paroi gris noir est *la gaine de myéline* et la partie médiane plus claire est le *cylindre-axe*, émanation de la cellule nerveuse. Dans la paroi vous voyez à la périphérie, et assez espacées les unes des autres, des taches allon-

gées colorées en rouge et dépri-mant légère-ment la gaine de myéline. Ce sont les *noyaux de la gaine de Schwann* entou-rant la myéline. Par places la gaine noire est interrompue et la gaine de Schwann se ré-fléchit à ce ni-veau. Ces inter-

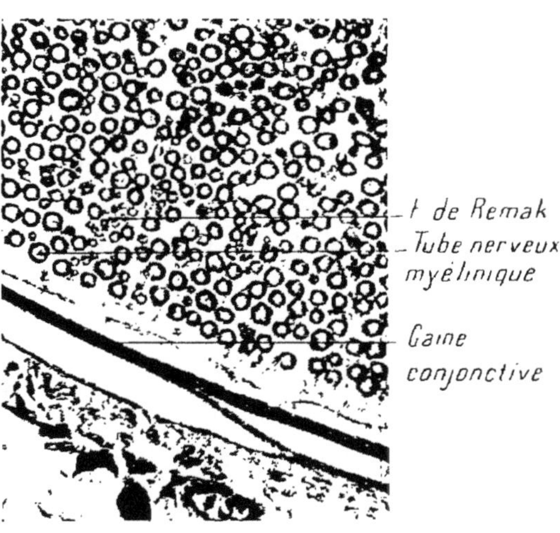

Fig. 35. — Nerf traité par l'acide osmique, coupe transversale (fort grossissement).

ruptions de la gaine de myéline sont les *étranglements annulaires de Ranvier*. Outre ces tubes, vous pourrez voir des fibres colorées en rose et dépourvues de gaine noire. Ce sont les fibres pâles, sans myéline ou *fibres de Remak*.

Au fort grossissement vous vous rendez compte de la structure fine de la gaine de myéline. Vous remarquez que, par endroits, elle est interrompue et comme section-née par des traits obliques. Ces traits obliques, qui déterminent dans la gaine une série de tronçons imbriqués les uns sur les autres, sont les *incisures de Schmidt-Lanterman*. Elles sont traversées par de petits traits transversaux. Les segments intermédiaires à deux incisures consécutives sont les *segments cylindroconiques*.

Enfin, au niveau des étranglements interannulaires, vous remarquez l'existence d'une traînée rougeâtre faisant suite à la portion claire comprise entre les gaines de myéline de part et d'autre. Cette traînée rouge est la portion de cylindre-axe que le picrocarmin a pu colorer par suite de son contact plus direct avec elle. Elle vous montre qu'à l'endroit des étranglements de Ranvier le cylindre axe n'est pas interrompu.

2° *Nerf nitraté*. — Cette préparation se fera en dissociant des fragments de nerf sciatique de grenouille traités depuis vingt-quatre heures par une solution de nitrate d'argent à 1 p. 100 après avoir été tendus préalablement sur un petit morceau de bois. Vous montez après dissociation dans la glycérine. L'action du nitrate d'argent se localise de préférence au niveau des étranglements de Ranvier. En se réduisant à la fois sur la portion de cylindre-axe non protégée par la gaine de myéline et sur les portions réfléchies de la gaine de Schwann, il produira les figures classiques connues sous le nom de *croix latine, croix de Ranvier*.

Préparations de démonstration. — Les dissociations renseignent bien sur la structure des tubes nerveux, mais ne permettent pas de se rendre compte de leur situation exacte dans un nerf. Vous examinerez donc des coupes longitudinales et transversales de nerf fixé dans un liquide à base d'acide osmique, et coloré par les méthodes habituelles.

Sur la coupe longitudinale au faible grossissement vous remarquerez l'arrangement des tubes nerveux en groupes plus ou moins importants séparés par du tissu conjonctif fibreux. Les détails de la gaine de Schwann et de ses noyaux seront bien plus précis que sur une dissociation.

Sur la coupe transversale le nerf vous apparaîtra comme formé par la réunion de plusieurs paquets de petits ronds possédant plusieurs petits points en leur centre. Ces paquets sont les faisceaux nerveux, les petit ronds sont les gaines des fibres nerveuses à myéline montrant en leur centre les fibrilles du cylindre-axe coupées transversalement. Les fibres de Remak ne montreront donc que ces points entourés par la gaine de Schwann. Lorsque la coupe intéressera un noyau d'une gaine de Schwann, celui-ci vous apparaîtra sur la périphérie de la gaine de myéline.

Le tissu conjonctif que vous apercevez à la périphérie de chacun des paquets ou faisceaux nerveux est le *péri-nèvre* ou gaine de Henle ; celui qui sépare les différentes fibres nerveuses à l'intérieur de chaque faisceau est l'*endonèvre*. Vous pouvez constater dans ce tissu conjonctif la présence de capillaires sanguins.

Pour compléter ces renseignements que cette séance aura pu vous donner sur la structure du nerf, une préparation de nerf dissocié après avoir subi l'action de l'alcool et de l'éther vous montrera l'aspect du réseau de *neuro-kératine qui sert de charpente à la gaine myéline.*

Dessins. — Les dessins suivants sont indispensables :

1° cellule nerveuse multipolaires montrant les corps de Nissl ; 2° La même avec neurofibrilles ; 3° nerf osmié au faible et au fort grossissement ; 4° coupe transversale de nerf fixé et coloré au Flemming.

15ᵉ Séance.

MOELLE ÉPINIÈRE. CERVELET. CERVEAU

Connaissant la structure de la cellule nerveuse, il est intéressant pour vous de pouvoir diagnostiquer, au moins, le cerveau, le cervelet et la moelle épinière d'après l'aspect qu'y présentent les cellules nerveuses. Chacun de ces organes possède un élément type qui à lui seul permet presque toujours le diagnostic. Connaissant l'élément caractéristique et sa place dans chacun de ces organes vous êtes à même de les reconnaître facilement sur des coupes. Auparavant il sera bon de vous familiariser avec ce qui d'une façon générale est désigné sous le nom de *substance grise* et de *substance blanche.*

La substance grise montre toujours dans les coupes un grand nombre de cellules nerveuses reconnaissables à leurs prolongements caractéristiques, à leur protoplasma et à leur noyau vésiculeux pourvu d'un gros nucléole réfringent. Le tissu conjonctif y est rare. Sur des coupes colorées à l'hématéine-éosine, la substance grise contenant beaucoup de cellules aura une teinte générale plus foncée, rose et bleue.

La substance blanche formée surtout de tubes nerveux à myéline, possédant peu de cellules, ne montrera que quelques petites taches bleues, les noyaux du tissu conjonctif. Les tubes nerveux en coupe transversale apparaîtront comme autant de petits points ronds colorés en rose et montrant en leur centre la section du cylindre-axe sous forme d'un point.

En coupe longitudinale cette substance blanche a l'aspect de fibres allongées et très fines (cylindre-axe).

Moelle épinière. — Une coupe transversale de moelle épinière colorée à l'hématéine-éosine montre au centre la substance grise en forme d'H dont les deux portions renflées sont les cornes antérieures, tandis que les parties effi-

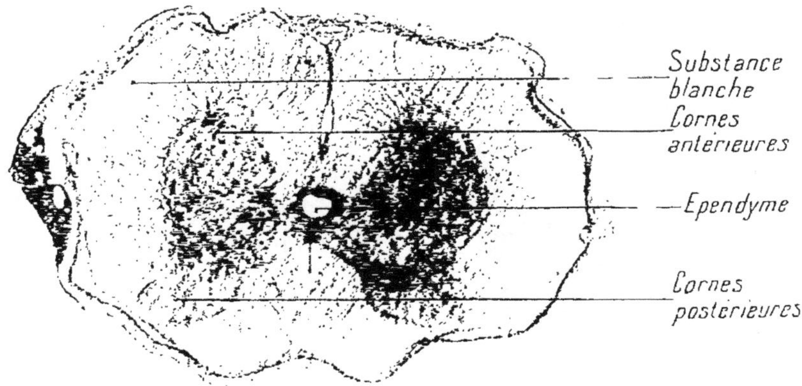

Fig. 36. — Moelle épinière, coupe transversale (faible grossissement).

lées sont les cornes postérieures. La forme générale de cet axe de substance grise varie naturellement suivant que la coupe est plus ou moins transversale ou oblique. Au centre de la barre transversale de l'H vous voyez une cavité ovalaire bordée d'une rangée de noyaux bleus; c'est l'*épen-dyme* et les cellules épithéliales cylindriques qui le bordent.

Dans la moelle il est important de connaître l'élément caractéristique : la *cellule multipolaire* des cornes anté-rieures (fig. 33). Ces cellules forment autant de taches étoi-lées irrégulièrement au niveau de chaque corne antérieure.

La substance blanche montre surtout des coupes transversales de tubes nerveux.

Ganglions cérébro-spinaux (voir fig. 32). — Colorées par les méthodes ordinaires, les cellules de ganglions spinaux vous apparaissent comme des masses arrondies parsemées de granulations (corps de Nissl) et possédant un gros noyau vésiculeux, à gros nucléole. Vous les reconnaissez à l'existence à leur périphérie d'une sorte d'enveloppe formée par une couronne de trois ou quatre petites cellules ovoïdes unies par leurs prolongements. C'est la coque caractéristique qui entoure les cellules ganglionnaires.

Entre les cellules vous remarquerez l'existence de paquets de cordons présentant tous les caractères des tubes nerveux.

Cervelet.—L'élément caractéristique permettant le diagnostic du cervelet est la *cellule de Purkinje*. Pour la trouver dans une coupe il suffit d'examiner une lamelle cérébelleuse, en coupe transversale. Nous y voyons en allant du centre à la périphéric : 1° une portion filamenteuse, allongée, formée par de la substance blanche; 2° une couche assez épaisse de petits points colorés par

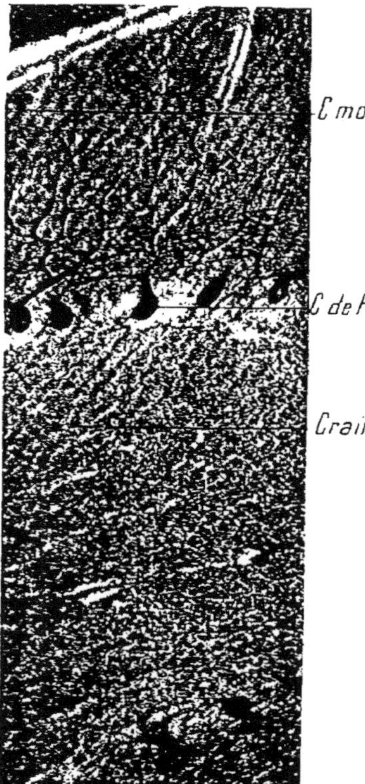

Fig. 37. — Cervelet, coupe transversale. Méthode de Cajal (faible grossissement).

l'hématéine ou l'hématoxyline. Ce sont les noyaux des *grains* du cervelet; 3° une couche de grosses cellules en forme de poires dont la queue très ramifiée serait dirigée vers la périphérie. Ce sont les *cellules de Purkinje*, dont les prolongements dendritiques contribuent à former avec d'autres cellules plus petites la quatrième couche périphérique ou *moléculaire*.

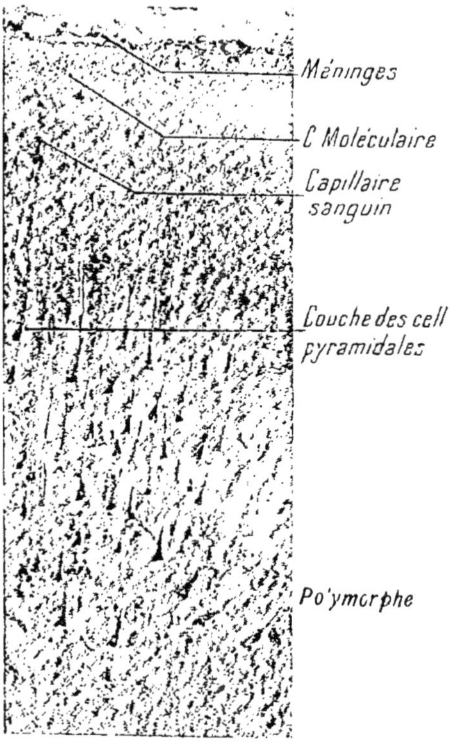

Écorce cérébrale. — L'élément caractéristique est ici la *cellule pyramidale*. Les cellules pyramidales sont dans la couche moyenne de l'écorce cérébrale, comme les cellules de Purkinje sont dans la couche moyenne du cervelet. En dedans, vers l'axe de substance blanche de la circonvolution, vous voyez une couche de *cellules polymorphes*, en dehors une série de petits points minuscules, les cellules de la *couche moléculaire* ou plexiforme.

Les cellules pyramidales se

Fig. 38. — Écorce cérébrale, coupe transversale (faible grossissement).

disposent en plusieurs couches, les plus grosses vers la substance blanche, les moyennes au milieu, les petites sous la couche moléculaire. Leur forme triangulaire très allongée permet de les reconnaître (1) entre toutes et il est

(1) Les centres nerveux vous montreront en plus du tissu nerveux de nombreuses cavités remplies de globules sanguins. Ce sont les

bon de voir que le sommet du triangle d'où partent les dendrites est toujours dirigé vers la périphérie.

Démonstrations. — Pour compléter les notions acquises par les coupes de tissu nerveux il est indispensable que vous examiniez quelques préparations vous donnant une idée des éléments de soutien maintenant en place les différentes cellules nerveuses. Aussi verrez-vous comme préparation de démonstration des coupes concernant le *tissu névroglique* et le *tissu ependymaire*.

Vous remarquerez dans les cellules d'aspect épithélial cylindrique qui bordent le canal de l'épendyme, l'existence de cils allongés flottant dans la lumière du canal. Sur des coupes de moelle embryonnaire vous pourrez constater l'existence des prolongements partant de ces cellules et s'insinuant entre les éléments du tissu nerveux.

Les cellules névrogliques seront mises en évidence sur des préparations colorées par la méthode de Weigert, et sur des préparations colorées par la méthode de Golgi.

Une coupe de moelle préparée au Weigert vous apparaîtra comme un cliché négatif. La substance grise contenant moins d'éléments névrogliques est pâle, tandis que la substance blanche dont chaque tube nerveux est entouré de névroglie, prend une coloration plus intense.

La méthode de Golgi met très bien en évidence la silhouette des *astrocytes* et leurs prolongements nombreux et touffus. Elle ne permet pas de voir les détails de structure de la cellule.

Dessins. — Il sera bon de dessiner l'élément caractéristique de chaque organe examiné dans cette séance et de faire un schéma pour montrer le niveau où il est situé.

vaisseaux dont il est important de noter les rapports étroits avec le tissu nerveux.

LA PEAU ET LES PHANÈRES CUTANÉES

Cette séance sera consacrée exclusivement à l'étude d'un certain nombre de coupes toutes faites que vous pourrez ramener à deux principales : coupe de peau glabre, coupe de peau avec poils. On leur ajoutera si c'est possible une coupe d'ongle.

Placez sous votre faible grossissement la coupe de peau glabre en vous représentant bien comment on a prélevé le bloc qui a servi à sa confection : ce bloc a été pris aussi perpendiculairement que possible à la surface libre de la peau. En le détachant, on s'est préoccupé d'aller assez loin pour atteindre le tissu adipeux sous-cutané : la coupe que vous examinez maintenant est donc recouverte d'épiderme sur une seule de ses faces.

Vous commencez par chercher à localiser cet épiderme ; vous savez qu'il est constitué de deux parties : l'une profonde, vivante, qui est le *corps muqueux de Malpighi ;* l'autre périphérique, kératinisée, qu'on appelle *couche cornée.* L'une et l'autre de ces deux parties vont nous servir à reconnaître l'épiderme. En effet, dans sa partie profonde, où l'activité cellulaire est à son maximum (du fait du renouvellement incessant des couches périphériques), les noyaux sont très visibles, les cellules, bien rangées, vous présentent une ligne de points colorés en noir ou en violet (hématoxyline ou hématéine) recouvrant exactement les papilles du derme sous-jacent; c'est la couche germinative ou *stratum germinativum*. Une autre ligne de même coloration, mais beaucoup plus intense, plus épaisse aussi, à peu près parallèle à celle qui limite l'épiderme dans la profondeur, vous signale la présence de *stratum granulosum* que vous reconnaissez aux grains

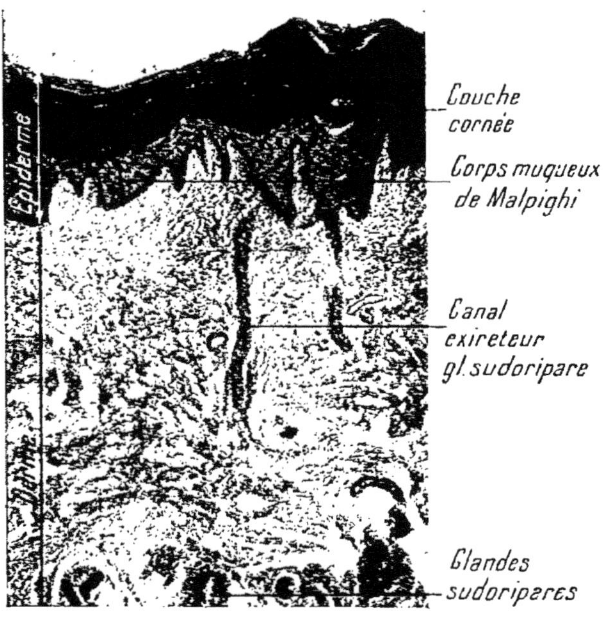

Fig. 39. — Peau, coupe transversale (faible grossissement).

colorés qui remplissent ses cellules. Au-dessus d'elle, et séparée souvent par une mince bande incolore, se trouve une couche lamelleuse, colorée intensément en noir par l'hématoxyline ferrique, en jaune par l'acide picrique du Van Gieson : c'est la couche cornée. Vous voyez s'en détacher tout à fait à la périphérie des lamelles qui sont ou vont être mises en liberté : c'est sa *zone exfoliatrice*.

Placez maintenant sur cet épiderme votre fort grossis-

sement, et commençant par la partie profonde de son
corps muqueux de Malpighi, examinez en détail les
diverses cellules qui le constituent, depuis celles de la
couche germinative, qui vous figurent une sorte de palis-
sade, jusqu'aux grosses cellules chargées de grains

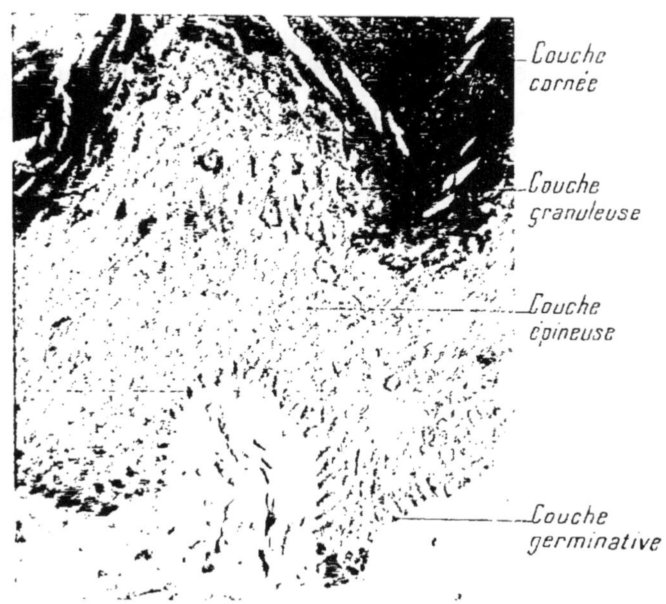

Fig. 10. — Peau, coupe transversale de l'épiderme (fort
grossissement).

d'éléidine de la granuleuse, sans négliger les filaments
d'union qui joignent les cellules du *stratum filamen-
tosum* ou *spinosum* des auteurs.

Reprenez le faible grossissement pour examiner les
divers étages de la formation conjonctive qui supporte
l'épiderme (épithélial) et qu'on appelle le derme. Vous
voyez le fin feutrage existant au niveau des papilles,
puis les gros trousseaux fibreux qui leur font suite lors-

qu'on se dirige vers la profondeur. Enfin vous rencontrez le tissu adipeux qui leur succède, avec ses mailles vides de la graisse qu'ont fondue les solvants de la paraffine qui englobait la coupe. De part en part, dans ce tissu conjonctif, vous apercevrez des sections transversales, longitudinales, obliques, de ce que vous reconnaissez, du fait des séances précédentes, pour être des artères et des veines, et aussi des coupes de glandes. Ces dernières, réunies en paquets, siègent dans la profondeur; vous en voyez sortir des canaux excréteurs se dirigeant vers la surface de la peau, coupés à cause de leur flexuosité en un grand nombre d'endroits: ce sont les *glandes sudoripares*.

Placez sur elles votre fort grossissement, choisissez une section bien transversale et vous constaterez, comme vous l'ont dit vos livres, qu'elles se composent de deux sortes de cellules reposant sur une basale très épaisse. De ces cellules, les unes sont allongées, leur extrémité apicale arrive à la lumière qu'elles limitent ; ce sont les cellules glandulaires proprement dites. Les autres, peu perceptibles, ne vous permettent guère que de voir de place en place leur noyau contre la basale : ce sont les *myo-épithéliales* (une coupe oblique vous permettra parfois de voir leur striation).

Abordez maintenant l'étude de la coupe de peau avec poils : votre grossissement vous permet de reconnaître qu'en de nombreux points, l'épiderme que vous connaissez maintenant s'est invaginé et que de chacune de ces invaginations sort un poil dont la racine s'enfonce dans la profondeur. Ces poils, vous le concevez, ne sont pas tous parallèles et, si les uns sont coupés longitudinalement, d'autres le sont obliquement et certains transversalement. Vous allez profiter de cette disposition pour appliquer à la pratique ce que vos livres vous on dit en théorie sur la structure du poil. Vous chercherez donc à reconnaître d'abord sur les coupes longitudinales puis sur des sections transversales, d'une part les gaines épithéliales externes et internes qui, vous le savez, ne sont autres que les parties de l'épiderme invaginé et transformé; — et d'autre part les éléments propres du poil : *épider-*

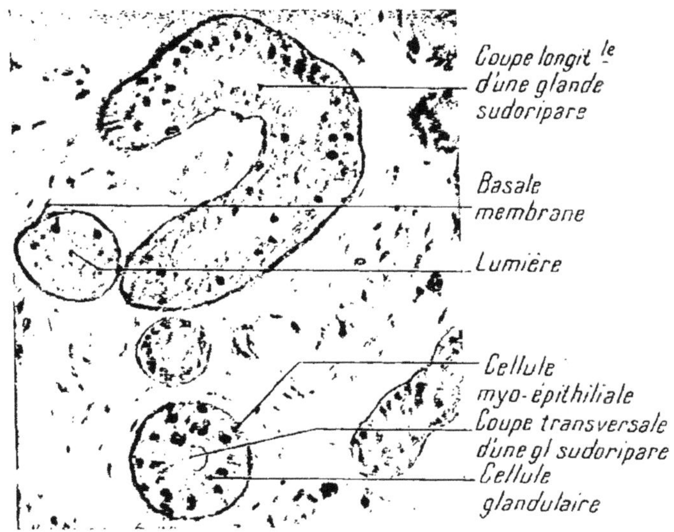

Fig. 41. — Glande sudoripare (fort grossissement).

micule, cellules corticales et cellules médullaires. Les différences de coloration de ces diverses couches, que vous pourrez homologuer ou non avec celles observées sur les couches de l'épiderme, vous seront d'un précieux secours en ce cas.

De place en place, à travers les racines pileuses, vous voyez, avec votre faible grossissement, des amas de cellules dont les plus centrales sont volumineuses et claires et les plus périphériques petites et bien colorées : il s'agit des *glandes sébacées* sur lesquelles vous allez maintenant placer votre fort grossissement. Vous constaterez que les éléments au fur et à mesure qu'ils s'avancent vers le centre, puis vers l'extrémité libre de la glande, se chargent de graisse (1) et voient leur taille augmenter,

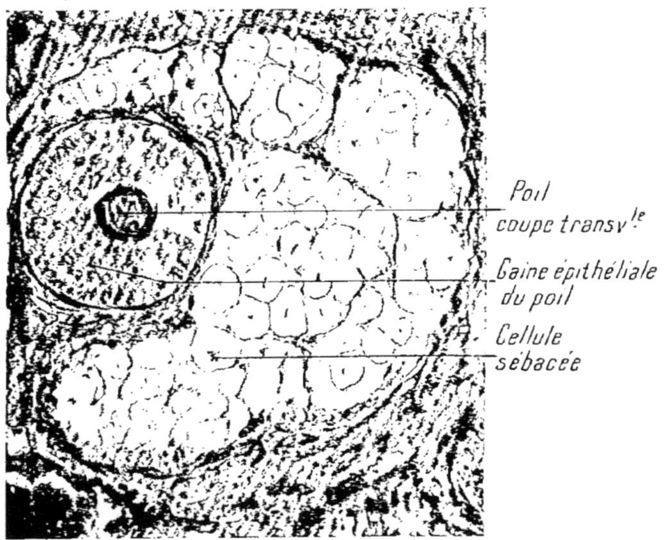

Fig. 42. — Coupe transversale d'un poil et de la glande sébacée qui lui est annexée (fort grossissement).

tandis que le noyau diminue de plus en plus jusqu'à n'être plus qu'une figure linéaire ou ponctiforme à peine colorable.

Dessins. — 1° Topographie du derme et de l'épiderme ; 2° Les éléments cellulaires constituant l'épiderme ; 3° Une glande sudoripare comparée à une glande sébacée ; 4° Structure du poil en coupe longitudinale et en coupe transversale.

(1) Avec une fixation au liquide de Flemming les grains de graisse sont devenus noirs du fait de la réduction à leur niveau de l'acide osmique du fixateur.

TUBE DIGESTIF

Conseils généraux.

Vos livres vous ont appris qu'il est classique d'étudier dans les formations du tube digestif quatre tuniques qui sont successivement, en allant de la lumière du canal vers sa périphérie : la *muqueuse*, la *sous-muqueuse*, la *musculeuse*, et (dans la cavité péritonéale seulement) la *séreuse* péritonéale. Souvenez-vous que la *muqueuse* doit à elle seule attirer toute votre attention. Grâce en effet à ses formations caractéristiques (*épithélium* et *glandes*) elle vous permettra non seulement de diagnostiquer à l'examen de la coupe le tube digestif, mais encore d'affirmer exactement la région de ce tube où elle a été prélevée. De plus sa connaissance approfondie vous sera indispensable pour la compréhension ultérieure de la pathologie digestive. Seuls, les éléments constituant cette muqueuse sont pour vous importants et nouveaux. Les autres tuniques au contraire sont formées de tissus déjà connus de vous (tissu conjonctif, tissu musculaire lisse, vaisseaux sanguins, endothélium péritonéal). Notez-en pour l'étude du tube digestif la disposition topographique, et profitez de leur présence pour faire une revision visuelle de ces différents tissus.

Au point de vue pratique, maintenant, n'oubliez pas

que, pour vous, débutant, seule une coupe bien orientée, c'est-à-dire, aussi rigoureusement perpendiculaire que possible à la surface de la muqueuse, sera d'une lecture facile et utile. Il vous importera donc de chercher dans votre préparation l'endroit optimum d'examen. Déplacez pour cela la coupe, au faible grossissement, jusqu'à ce que vous aperceviez la muqueuse qui vous est signalée par la présence de son épithélium. Lorsque les cellules de cet épithélium se présenteront bien régulièrement coupées suivant leur longueur, arrêtez votre recherche, fixez la lame avec le valet du microscope et prenez le fort grossissement : vérifiez avec lui que les cellules de l'épithélium sont visibles dans toute leur longueur, puis voyez si les formations sous-jacentes (glandes) sont intéressées de la même façon par le plan de section et commencez votre étude.

Supposez au contraire que là où vous savez rencontrer, par exemple à la surface de la muqueuse, un épithélium prismatique, simple, vous voyiez un nombre assez considérable de cellules petites, polygonales, dont les supérieures ne présentent pas de noyau. Vous conclurez qu'il s'agit d'une coupe intéressant obliquement cet épithélium, qu'au lieu d'être vues suivant leur longueur, les cellules sont vues en coupe presque transversale et que, dans les régions supérieures, ces coupes passant au-dessus du noyau, la cellule se projette comme un cadre irrégulier anucléé entouré d'autres figures semblables.

Dans ce cas, cherchez plus loin un endroit meilleur, mais après avoir réfléchi un peu aux images que vous venez de voir, et n'allez pas appeler épithélium pavimenteux stratifié ce qui n'est qu'une coupe oblique d'un épithélium prismatique simple.

PREMIÈRE PARTIE

Vous étudierez dans cette séance la partie du tube digestif s'étendant de la bouche au pylore inclusivement, et, pour ce faire, on met habituellement à votre disposition quatre coupes toutes faites : langue — œsophage — estomac (région du fond) et estomac (région pylorique).

Langue. — Vous savez, d'après vos livres, que vous devez rencontrer dans la coupe de la langue, par laquelle vous commencerez, d'abord une muqueuse, puis du tissu conjonctif renfermant des glandes (suivant la région), des vaisseaux et des nerfs. Si la langue dont vous avez la coupe sous les yeux provient d'un très petit animal, vous en pouvez avoir une section totale (qu'elle soit longitudinale ou transversale). Vous pouvez dans ce cas établir la différence existant entre la muqueuse de la face supérieure et celle de la face inférieure de l'organe. Mais, s'il s'agit au contraire de la langue d'un animal plus gros, on ne peut songer (pour des raisons de technique) à la couper dans son entier. Dans ce cas, on prélève sur l'organe des tranches minces perpendiculaires à sa face supérieure, intéressant, à la fois, la muqueuse, la sous-muqueuse et un peu de la musculeuse. Alors que dans le cas précédent vous voyiez tout autour de la coupe un épithélium pavimenteux stratifié, vous ne le trouvez maintenant que sur une des faces de la pièce. Et encore, pour vous bien faire connaître la muqueuse, serait-il nécessaire de fournir au moins trois préparations analogues provenant respectivement de la pointe, de la région moyenne, et de la base de la langue, puisque vous savez que la caractéristique de la muqueuse réside en la présence de papilles linguales dont la forme varie avec les régions.

Dans la majorité des cas, la coupe passe par la région moyenne, intéressant surtout des *papilles filiformes* et *fongiformes*. Le faible grossissement vous montre en effet, hérissant une des faces de la coupe, un certain nombre de saillies, le plus souvent très irrégulières et répondant assez peu à l'idée que vous pouvez vous faire des papilles linguales. Ce sont cependant elles, mais vous comprendrez facilement que la coupe ne les intéresse pas toutes suivant leur longueur maxima ; — qu'elle peut être seulement tangentielle à leur base ; — ou bien, si la pointe de la papille était repliée, passer par la partie supérieure devenue horizontale, la couper transversalement, section qui sous vos yeux se projettera comme un cercle complet s'encastrant entre d'autres papilles plus régulièrement coupées.

En somme, là comme partout ailleurs, projetez par la pensée l'organe dans l'espace, imaginez le fragmenter par des plans parallèles qui sont les coupes, et représentez-vous les figures déterminées par ces plans rencontrant ce solide. Cet effort une fois fait, vous ne déclarerez plus « mauvaise » ou « illisible », comme cela arrive trop souvent, une préparation que vous n'avez pas voulu vous donner la peine d'examiner avec un peu d'attention, et qui n'est coupable que de ne pas vous représenter exactement les schémas que vous connaissez. Cette remarque s'applique également d'ailleurs aux coupes de langue passant par la partie postérieure de l'organe et intéressant une papille caliciforme ; outre les défauts inhérents à la technique (déchirures de la coupe par exemple), vous comprenez facilement combien au premier abord, trois coupes : l'une bien perpendiculaire et passant par un des diamètres, l'autre transversale, la dernière oblique, de la même papille, peuvent vous sembler différentes : et cependant, si vous examinez soigneusement les éléments constitutifs et leur disposition réciproque, votre diagnostic ne doit guère hésiter.

Vous avez déjà appris à reconnaître ces éléments isolés les uns des autres (l'épithélium pavimenteux stratifié ; tissu conjonctif, tissu musculaire strié, etc.) et nous n'avons pas à insister à leur sujet. Ce que vous devez vous efforcer de retenir, c'est leur groupement et la figure du faible grossissement avec sa ligne périphérique sinueuse formée par les papilles, ligne reproduite en sombre un peu plus profondément par l'assise génératrice de l'épithélium dont les noyaux très colorés forment une bande violette ou noire suivant le colorant nucléaire. Sous ce feston irrégulier, voyez le feutrage conjonctif perforé de vaisseaux. Dessous enfin, des rubans allongés et striés alternant avec des sections arrondies pointillées ne sont autres que les fibres musculaires striées des muscles de la langue, lesquels muscles étant les uns longitudinaux, les autres transversaux, se font couper en long ou en travers suivant leur direction.

Œsophage. — La coupe d'œsophage à laquelle vous passez maintenant est habituellement une coupe transversale du conduit. Là encore, vous pouvez avoir soit la section du canal entier (petit animal) ou bien une portion seulement de la paroi s'il est trop volumineux pour être bien fixé dans son entier. Dans le premier cas, la muqueuse forme à l'intérieur une ligne sinueuse discontinue encerclant la fente irrégulière qu'est la cavité œsophagienne ;

dans le second, la muqueuse tapisse une des faces seulement. Quoi qu'il en soit et comme pour la langue, les éléments constitutifs vous sont connus déjà et il ne s'agit plus pour vous que de rassembler topographiquement ces éléments (en profitant de l'occasion qui s'offre de les reviser). Vous n'oublierez pas, d'ailleurs, que certains animaux ayant un revêtement corné au niveau de l'épithélium qui tapisse leurs voies disgestives supérieures, vous trouverez chez les rongeurs par exemple, au-dessus de l'épithélium lingual et œsophagien, une couche lamellaire se colorant en noir

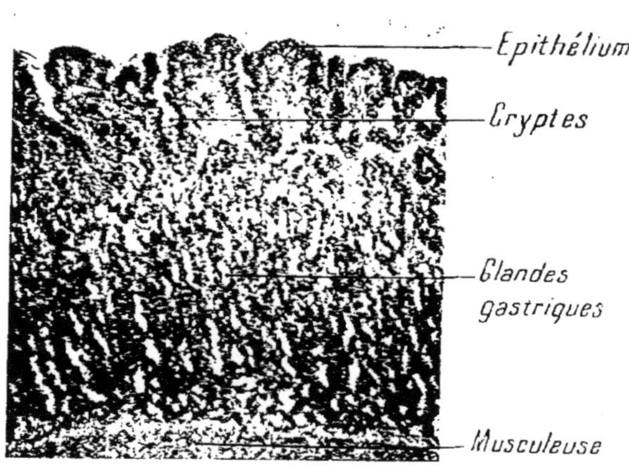

Fig. 43. — Muqueuse fondique, coupe transversale (faible grossissement).

intense par l'hématoxyline, gardant, lorsque la pièce a été fixée par le formol picrique, une teinte jaune accentuée que vous ne devrez pas (comme c'est trop fréquemment le cas) confondre avec l'épithélium proprement dit et qui n'est que la partie la plus superficielle de cet épithélium.

Estomac. — Prenez maintenant votre coupe d'estomac (région du fond ou de la grande courbure) et portez toute votre attention sur la muqueuse. Elle se présente à vous au faible grossissement comme une surface sombre et criblée de granulations semblant ordonnées en séries perpendiculaires à la ligne périphérique qui, elle, est sinueuse, forme des cryptes, et se montre bordée de l'épithélium spécial à la muqueuse gastrique dont vos livres vous ont dit toute l'importance. Au-dessous d'elle vous apercevrez des formations qui vous sont connues et qu'en déplaçant la préparation, vous identifierez pour du tissu conjonctif et du tissu musculaire lisse. Revenez à la muqueuse et prenez le fort grossissement. L'épithélium, par lequel vous commencez votre examen, vous montre ses cellules rangées sur une seule assise (n'oubliez pas les erreurs que peut vous faire commettre une coupe oblique), leur forme allongée, leur protoplasma, clair dans sa partie apicale, plus sombre et granuleux vers la base, où siège le noyau. Presque immédiatement au-dessous de

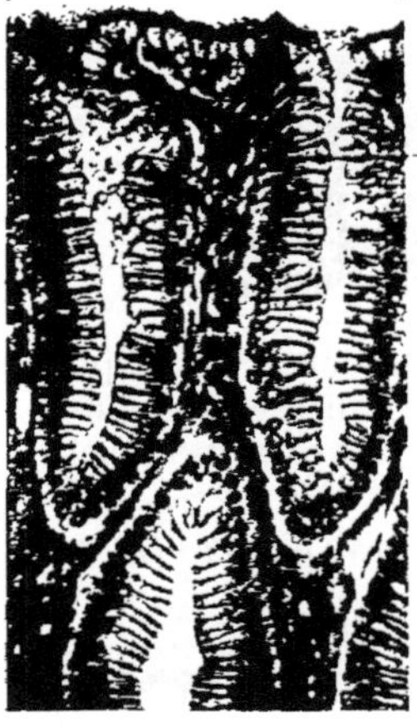

Fig. 44. — Muqueuse stomacale, coupe transversale n'intéressant que la partie supérieure (fort grossissement).

lui, vous retrouvez les formes allongées et granuleuses que vous voyiez au faible grossissement, et constatez qu'il s'agit des cellules constituant les glandes gastriques. Vous voyez qu'on trouve bien en effet deux variétés de ces cellules, les unes claires et peu volumineuses qui sont les *cellules principales*, les autres relativement arrondies enclavées entre les précédentes, d'une taille plus considérable, et qui portent le nom de *cellules bordantes*.

Comme les glandes sont très fortement serrées les unes contre les autre, il vous sera d'abord assez difficile d'en suivre une ; mais avec un peu de patience vous arriverez à distinguer la fine lumière de l'une d'elles et la pourrez suivre pendant la partie de son trajet intéressée par la coupe. Plus bas d'ailleurs, ces glandes se retournant tandis que le

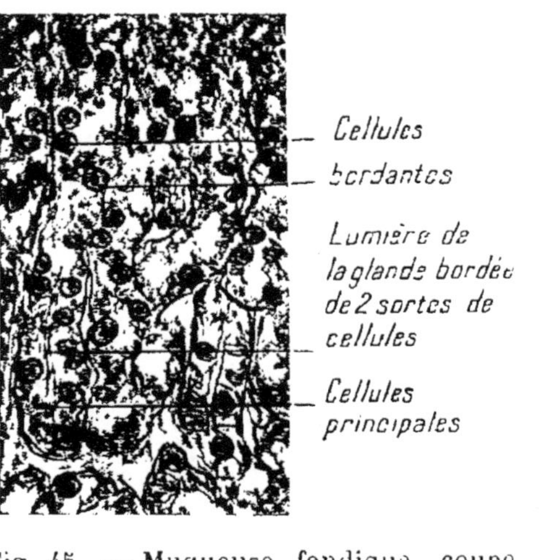

Fig. 45. — Muqueuse fondique, coupe transversale n'intéressant que la partie profonde (fort grossissement).

plan de la coupe reste le même, vous voyez, le long du chorion, des coupes transversales.

Comparez maintenant avec cette préparation la coupe d'estomac (région pylorique). Vous voyez que si *l'épithélium est toujours le même*, les glandes sont deve-

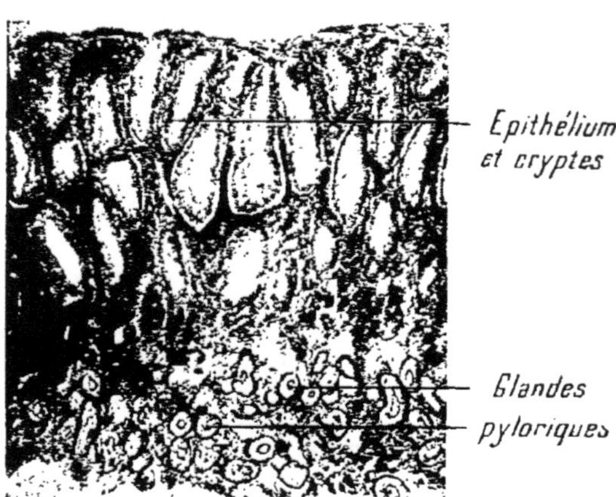

Fig. 46. — Muqueuse pylorique, coupe transversale (faible grossissement).

nues plus volumineuses, moins serrées les unes contre

les autres, et surtout, ne sont plus constituées que d'une seule sorte de cellules claires, dont le noyau est rejeté dans la partie basale. De plus, ces cellules limitent une lumière vaste. Vous avez donc, pour l'estomac, unité d'épithélium de revêtement de la muqueuse et pluralité glandulaire, certaines glandes (fond se composant de deux sortes de cellules, d'autres (pylore) d'une seule sorte.

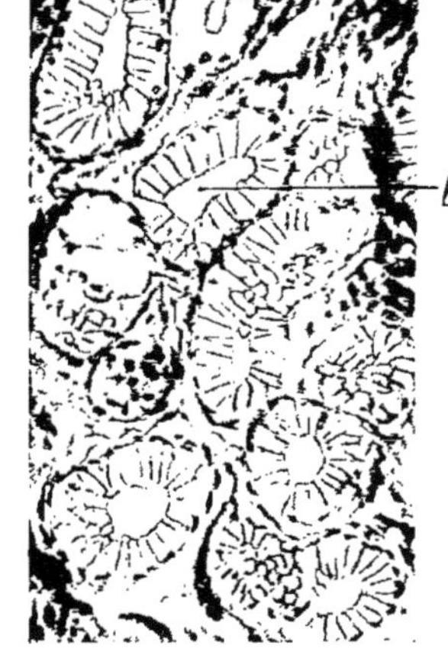

Fig. 47. — Muqueuse pylorique. Partie profonde (fort grossissement).

Dessiner :

1º Vue d'ensemble de la muqueuse œsophagienne comparativement à la muqueuse linguale ;

2º Vue d'ensemble de la muqueuse gastrique au faible grossissement ;

3º Estomac. Éléments des glandes du fond et glandes pyloriques au fort grossissement pour comparaison.

TUBE DIGESTIF

DEUXIÈME PARTIE

Vous avez d'habitude à votre disposition pour étudier la partie du tube digestif s'étendant du duodénum à l'anus, trois coupes toutes faites : une d'intestin grêle, une d'appendice, une de rectum.

Intestin grêle. — La coupe d'intestin grêle, qu'elle intéresse le duodénum ou l'iléon, est destinée avant tout à vous montrer pratiquement la muqueuse intestinale avec son épithélium de revêtement caractéristique, et ses glandes, que ce soient les *glandes de Brunner* (du duodénum) ou les *glandes de Lieberkühn* (de l'iléon).

Vue au faible grossissement, elle se présente de façon différente suivant que l'on a coupé transversalement dans son entier un intestin de petit calibre ou bien seulement une portion de la paroi d'un intestin plus volumineux ; nous ne reviendrons pas sur ce sujet, nous y étant suffisamment étendus dans les précédents chapitres. Vous commencez donc par chercher la région de la coupe intéressant la muqueuse. Une fois trouvé l'endroit optimum d'examen (voir T. dig., conseils généraux), placez bien au milieu du champ deux ou trois des villosités que vous voyez hérisser la muqueuse et qui sont bien coupées suivant leur longueur. Vous ne vous étonnerez pas de rencontrer çà et là des formations arrondies ou ovalaires, bordées de l'épithélium typique de l'intestin, et semblant isolées complètement de la muqueuse : ce sont des villosités qui, incurvées au moment de la fixation, ont été rencontrées par le rasoir dans leur portion libre devenue parallèle à la surface intestinale et qui se sont trouvées coupées

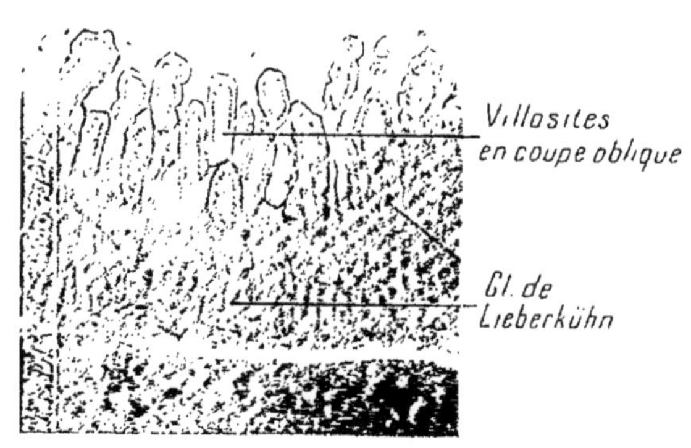

Fig. 48. — Muqueuse intestinale (intestin grêle), coupe transversale (faible grossissement).

transversalement. Çà et là dans la muqueuse, des amas de petits points colorés par les colorants nucléaires vous rappellent la présence dans l'intestin des follicules clos et plaques de Peyer, formations lymphoïdes que vous avez étudiées à part.

Examinez une des villosités typiques que vous avez choisies et portez votre attention sur l'épithélium qui la

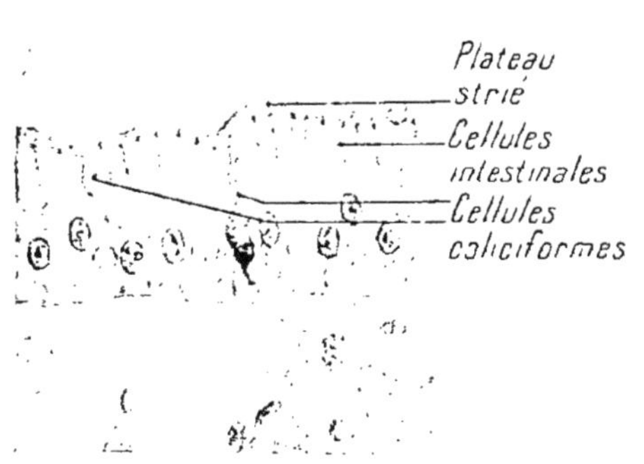

Fig. 49. — Surface épithéliale d'une villosité intestinale (fort grossissement).

borde : déjà vous remarquez qu'il est simple, très régulier, et que, de place en place, des cellules prismatiques semblent écartées par des vacuoles s'ouvrant à l'extérieur.

Sous cet épithélium vous apercevez un réseau fibrillaire
conjonctif qui forme le substratum de cette bande épithéliale. Au fort grossissement, maintenant, vous notez les
caractéristiques de l'épithélium, vous reconnaissez, à la
face apicale des cellules, la formation que vos livres
vous ont décrite sous le nom de *plateau strié*, de même
que vous voyez que les pseudo-vacuoles écartant les cellules ne sont autre chose que les glandes unicellulaires
qu'on vous a nommées *cellules caliciformes muqueuses*.

Déplacez légèrement la préparation pour pouvoir examiner plus facilement la base des villosités et les formations glandulaires qui viennent y déboucher : s'agit-
il du duodénum où, vous le savez, existent les glandes en
grappes de Brünner, vous trouvez alors, assez profondément, des cavités arrondies ou irrégulières bordées
de cellules à protoplasma clair ou légèrement granuleux,
qui vous représentent les sections des acini de ces glandes,
entourées de tissu conjonctif. Si vous avez affaire à une
coupe de l'iléon, la forme des glandes est complètement
différente et, comme ce sont des glandes en tube,
orientées comme les villosités elle-mêmes, il vous sera
assez difficile au début, et au fort grossissement, de savoir
où commence la glande et où finit la villosité : vous savez
en effet que la glande de Lieberkühn se compose des
mêmes éléments cellulaires qui constituent l'épithélium
intestinal (cellules prismatiques dont le plateau est
devenu homogène, et cellules caliciformes) auxquels
s'ajoute dans le fond du cul-de-sac glandulaire une
troisième variété: les *cellules à grains de Paneth*, dont les
granulations ne sont pas facilement mises en évidence
par les réactifs colorants ordinaires. N'oubliez pas que
ces glandes de Lieberkühn sont nombreuses, que la

coupe peut par conséquent les intéresser obliquement ou tangentiellement, ce qui vous complique un peu la figure et que vous devez avant tout en bien rechercher les éléments constitutifs caractéristiques.

Les éléments constitutifs des autres tuniques vous sont connus, vous les passerez donc rapidement en revue en vous souvenant que, suivant le sens de la section des deux assises formant la tunique musculaire, assises que vous savez perpendiculaires entre elles, vous pouvez dire que la coupe a été pratiquée longitudinalement ou transversalement.

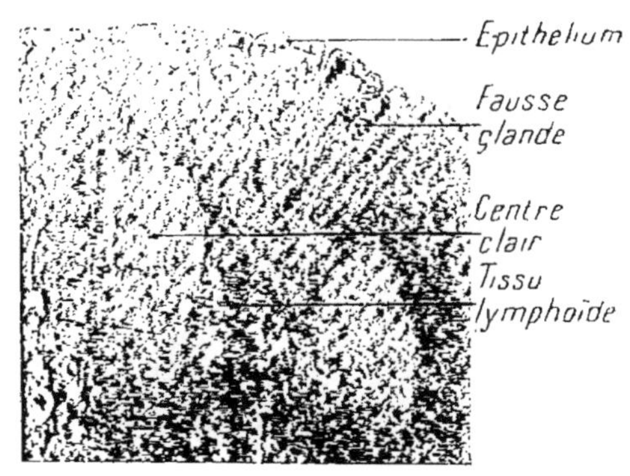

Fig. 50. — Coupe transversale de l'appendice (faible grossissement).

Appendice. — Passez maintenant à la coupe d'appendice (fixé dans sa forme et coupé transversalement, ou bien ouvert avant sa fixation pour avoir une meilleure pénétration de sa muqueuse).

Au faible grossissement, vous distinguez des culs-de-sac glandulaires beaucoup moins nombreux que dans l'iléon, qui font suite à un épithélium vous présentant toujours les mêmes caractères, et pénètrent dans un tissu qui vous semble composé d'une infinité de petits points colorés en noir ou en violet (hématoxyline ou hématéine) très rapprochés les uns des autres, au point de figurer une nappe granuleuse discontinue semée çà et là de taches ovalaires plus claires : c'est le tissu lymphoïde appendi-

culaire avec ses centres germinatifs. Prenez le fort grossissement pour constater que l'épithélium de revêtement
est identique à celui que vous venez d'étudier, mais que
les glandes ne présentent plus de cellules de Paneth ; —
profitez de l'abondance du tissu lymphoïde pour revoir
ses formations cellulaires caractéristiques, et notez pour
terminer la disposition des tuniques musculeuse et séreuse.

Rectum. — Enfin, vous abordez l'étude de la coupe
de rectum et, au faible grossisse-
ment, remar-
quez d'abord que
l'épithélium de
revêtement a
changé de carac-
tères, qu'il est
devenu plus
clair, plus den-
telé, qu'il repose
souvent sans in-
termédiaire de

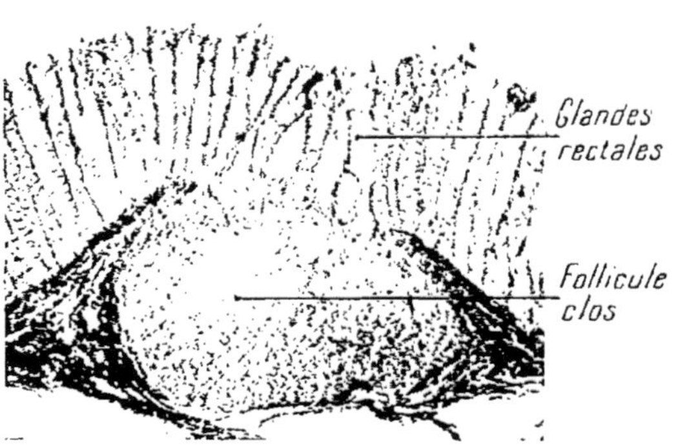

Fig. 51. — Coupe transversale de la muqueuse
rectale au niveau d'un follicule clos (faible
grossissement).

tissu conjonctif sur des nodules lymphoïdes qui font
saillie vers la lumière, que les glandes sont devenues
très longues.

Au fort grossissement, vous voyez que l'épithélium,
contrairement à ce que vous avez observé jusqu'alors,
se compose presque exclusivement de cellules caliciformes entre lesquelles, de place en place, vous voyez les
cellules prismatiques qui vous sont connues et dont le
plateau strié est plus net que jamais. Enfin, sous la muqueuse, dans le tissu conjonctif, vous remarquez des cellules musculaires lisses, bien visibles dans cette partie

du tube digestif, dont les unes sont vues suivant toute leur longueur et les autres sont coupées transversalement et qui constituent la *muscularis mucosæ*. Elle est très caractéristique en cette région et vous devez maintenant, dans la revision que vous allez faire des coupes intéressant le tube digestif, la rechercher systématiquement, puisque vous l'avez bien vue grâce à cette dernière préparation, et qu'elle vous indiquera, dans les précédentes, la limite entre le chorion de la muqueuse et le tissu conjonctif de la sous-muqueuse.

Dessiner :

1° Une vue d'ensemble d'une villosité ;

2° L'épithélium de la muqueuse intestinale au fort grossissement ;

3° Glande de Lieberkühn et glande de Brunner au fort grossissement ;

4° Croquis rapide d'ensemble d'appendice et de rectum.

19ᵉ Séance.

GLANDES SALIVAIRES. PANCRÉAS

On a groupé, dans cette séance où vous n'étudierez que des coupes toutes faites, un certain nombre d'organes qui, au premier abord, vous paraîtront analogues et qu'il vous importe cependant de savoir distinguer les uns des autres.

L'on met ordinairement à votre disposition, pour cette étude, quatre coupes, dont vos livres vous ont déjà parlé et qui sont celles : 1° d'une *glande salivaire séreuse :* 2° d'une *glande muqueuse :* 3° d'une *glande mixte :* 4° d'un *pancréas.*

Glande séreuse. — Après avoir bien éclairé votre microscope et pris le petit grossissement, placez sur la platine la coupe de glande séreuse. Ce qui attire d'abord votre attention ce sont des formations arrondies ou ovalaires (suivant qu'elles sont coupées transversalement ou obliquement) et qui vous paraissent d'une structure plus régulière que le tissu périphérique dans lequel elles semblent noyées : ce sont les *canaux excréteurs :* — puis vous voyez une ou deux coupes de vaisseaux (que vous connaissez déjà) ; — enfin, vous remarquez que presque tout le champ de la préparation est rempli par un tissu qui vous semble compact, criblé d'une infinité de noyaux, dans lequel des travées conjonctives délimitent des sortes de lobules; c'est la foule des *acini*

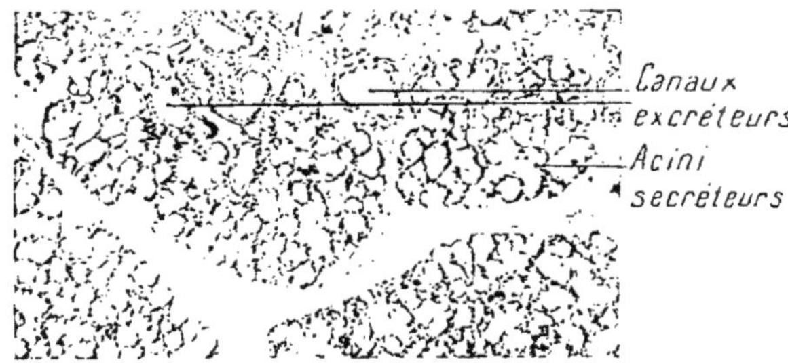

Fig. 52. — Glande salivaire (faible grossissement).

sécréteurs. éléments importants et seuls fonctionnels de l'organe C'est là que doit porter toute votre attention.

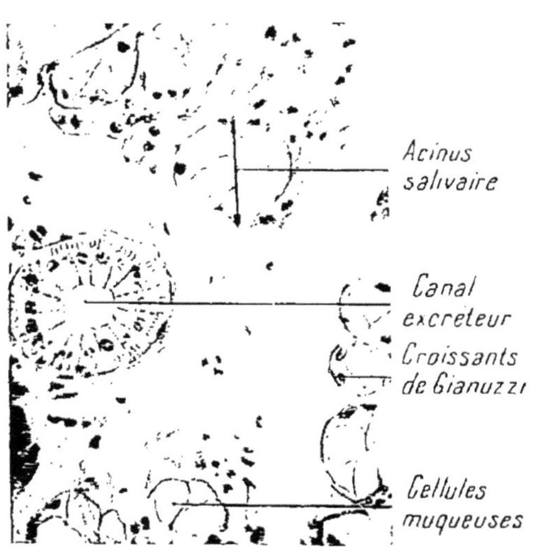

Fig. 53. — Glande salivaire mixte (fort grossissement).

Prenez maintenant le fort grossissement et cherchez, dans les nombreux acini, un qui soit coupé bien transversalement: vous voyez que la lumière, très fine (souvent invisible quand la coupe est oblique), est bordée de cellules toutes semblables, de forme pyramidale, à protoplasma granuleux et sombre, à noyau net, dont les bases reposent sur une mince membrane *membrane basale*) qui sépare l'acinus de ses voisins. C'est dans ces cellules que s'élabore le produit de sécrétion, suivant un mode qui vous est décrit par vos livres. Examinez maintenant, au même grossissement, la coupe d'un canal excréteur, vous constaterez que, si régulier que vous ayez choisi l'acinus que vous venez d'étudier, il est de beaucoup surpassé en régularité par le canal excréteur ; que les cellules constituant l'épithélium qui borde ces canaux sont sur une ou deux couches ; que leur forme est cubique ou cylindrique, et que leur protoplasma, clair à l'apex, strié dans la région basale, est loin de présenter la différenciation que vous avez vue dans l'acinus ; enfin, que le canal excréteur est entouré d'une coque conjonctive bien marquée. Vous pouvez dire en résumé qu'à la différence fonctionnelle correspond une différence structurale dont vous devez vous souvenir.

Glande muqueuse. — Passez maintenant à la coupe de glande muqueuse : vous constaterez que les éléments excréteurs sont à peu près sensiblement les mêmes, mais que les acini, sombres tout à l'heure, sont maintenant formés de cellules claires, à protoplasma peu visible (ce sont surtout les membranes d'enveloppes que vous apercevez), à noyau irrégulier, souvent situé près de la base de la cellule et parfois presque appliqué, semble-t-il, contre la membrane basale. Vous opposez donc, à la *cellule glandulaire séreuse sombre*, la *cellule glandulaire muqueuse claire*.

Glande mixte. — Enfin, vous arrivez à la coupe de glande mixte et, négligeant les éléments excréteurs, qui n'ont pas varié, vous examinez seulement les acini : vous concevrez sans difficulté que, si la glande est surtout séreuse, vous aurez une prédominance des cellules sombres et réciproquement. D'ailleurs, suivant les glandes et l'espèce animale à laquelle elles ont été empruntées, vous aurez deux images distinctes. Parfois vous rencontrerez mélangés des acini uniquement muqueux et des acini uniquement séreux; dans d'autres cas, le même acinus vous montrera les deux formes de cellules entremêlées : c'est dans ce cas que vous pourrez constater

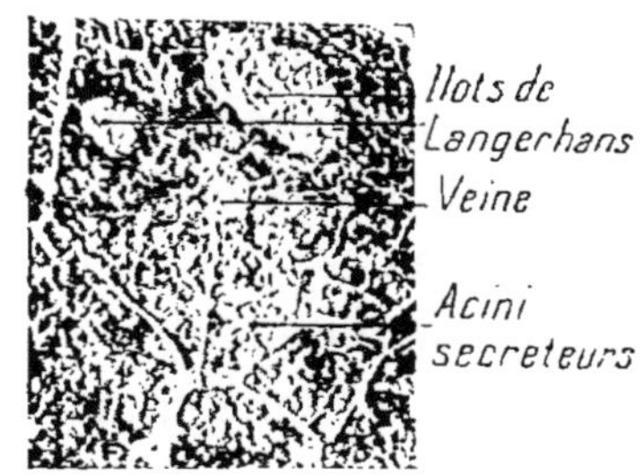

Fig. 54. — Pancréas (faible grossissement).

l'existence des *croissants de Gianuzzi* qui ne sont autres que des cellules séreuses, appliquées contre la basale membrane et refoulées par les cellules muqueuses et qui, en coupe, prennent un aspect triangulaire tranchant en sombre sur le fond clair 1).

Si, maintenant que vous connaissez les différents types structuraux, vous voulez mettre un nom sur une

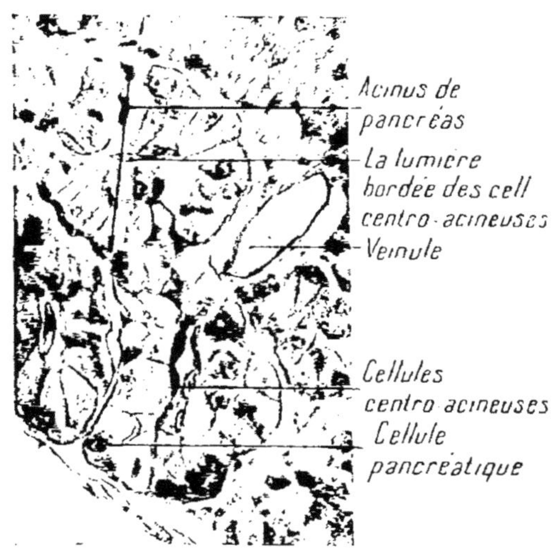

Fig. 55. — Pancréas (fort grossissement).

glande dont vous examinez la coupe, vous devez vous

(1) C'est à dessein que nous avons négligé de vous mentionner les cellules en panier de Boll, que vous ne pouvez guère distinguer par vous-même sur les coupes.

souvenir que le même type ne correspond pas aux mêmes glandes chez les différents animaux. *Chez l'homme* les glandes palatines sont muqueuses, la parotide séreuse, la sous-maxillaire mixte à prédominance séreuse, et la sublinguale mixte à prédominance muqueuse.

Pancréas. — La coupe du pancréas que vous allez étudier maintenant pourrait à première vue vous en imposer pour une glande salivaire. Cependant, lorsque vous l'examinez au faible grossissement, vous remarquez çà et là, au milieu des masses d'acini sombres, des espaces clairs plus ou moins volumineux qui sont les « *îlots de Langerhans* », groupes cellulaires où s'élabore la fonction glande close du pancréas (1) et que le fort grossissement vous montrera formé de cordons de cellules claires richement vascularisés. A ce même fort grossissement, examinez maintenant les acini sécréteurs : vous constatez qu'il sont volumineux, contournés, et formés de cellules très colorables dont le noyau, très net, vous apparaîtra souvent en clair. Surtout vous rencontrez dans la lumière de l'acinus des cellules spéciales, claires, à gros noyau, semblant, dans la lumière acineuse, continuer le canal excréteur, et que vous nommez *cellules centro-acineuses*. Au faible grossissement, comme au fort, vous avez donc, dans le pancréas, un élément de diagnostic facile avec les glandes salivaires.

Dessiner :

1° Un acinus sécréteur au fort grossissement de glande salivaire mixte ; 2° Quelques canaux excréteurs : 3° Un acinus sécréteurs du pancréas ; 4° Un ilot de Langerhans.

---

(1) Vous savez en effet qu'à côté de son rôle digestif de glande salivaire abdominale, le pancréas possède une fonction de sécrétion interne encore mal connue.

APPAREIL URINAIRE

Vous allez avoir à étudier dans cette séance deux coupes toutes faites, l'une de *rein*, l'autre de *vessie*.

Rein. — Avant de commencer l'examen de la coupe du rein, il est indispensable pour vous de réfléchir un peu à ce que vous connaissez de la structure de l'organe. Le plus fréquemment, en effet, vous êtes persuadés que vous allez voir sous le microscope l'image fidèle des schémas classiques. Il est important pour vous de savoir que ces schémas du tube urinifère ont été obtenus en dissociant le parenchyme rénal, soit par des réactifs dissociants, soit par macération. Vous comprendrez alors aisément que les résultats obtenus par ces procédés capables de donner une vue du tube urinifère dans tout son parcours, sont tout différents de ceux obtenus au moyen d'une coupe histologique à travers un rein dont tous les éléments ont gardé leurs rapports. L'image obtenue ainsi doit être bien différente selon qu'il s'agit d'un rein appartenant à un très petit animal (souris, par exemple), coupé dans son entier, ou bien d'un fragment prélevé sur un organe volumineux. D'ailleurs, vous concevez très facilement que la coupe totale du petit rein ne se présente pas d'une façon analogue si cette coupe est longitudinale, transversale, ou encore parallèle à la surface ; que, dans la coupe longitudinale passant à égale distance des faces antérieure et postérieure, par exemple, vous pourrez voir l'ensemble des éléments constituant le rein et que, de plus, vous apercevrez des détails de la partie initiale du bassinet ; que si, au contraire, cette coupe est parallèle à un plan tangent à la face externe de l'organe et passant seulement à 2 millimètres de lui, vous aurez tout autour de la coupe de la substance corticale et, au centre, en très petite quantité, la partie la plus externe de la substance médullaire. Les mêmes réflexions s'appliquent au fragment de rein volumineux et là, plus que jamais, vous devez vous attendre à ne pouvoir guère examiner qu'une des substances constituant l'organe.

Ce que vous devez surtout emporter de cette séance, c'est l'idée exacte de la constitution histologique d'un tube urinifère dont vous avez lu la description dans vos livres et que vous ne devez pas vous attendre, sous peine de déception méritée, à pouvoir contempler tout le long de son trajet. Vous connaissez sa sinuosité, vous savez combien il est contourné sur lui-même, vous savez aussi combien les tubes sont nombreux, serrés, et entrecroisés, et avant que d'avoir pris votre coupe, vous devez savoir que ce que vous verrez, c'est la section en tous sens d'innombrables tubes en des points très différents de leur trajet. Ce sont ces points que vous devez étudier et que vous réunirez par la pensée pour faire la reconstruction du tube.

Au petit grossissement, allez d'abord chercher la surface de la coupe répondant au bord libre du rein et dans le voisinage duquel vous savez devoir rencontrer l'élément initial du tube urinifère : le *glomérule de Malpighi* et sa *capsule de Bowmann*. Vous avez l'impression, au milieu de l'amas de tubes coupés en tous sens, d'espaces lacunaires assez régulièrement arrondis, beaucoup plus volumineux que les sections des tubes comblés en partie

d'une sorte de bouquet irrégulier séparé du cercle qui
limite la périphérie par un
espace clair affectant assez
souvent la forme d'un croissant. Certaines de ses formations sont d'ailleurs complètement vides, car le bouquet
glomérulaire est parfos emporté par le rasoir au moment de la coupe. Partout
alentour, ce sont des coupes longitudinales, obliques,
transversales des différentes
portions des tubes urinifères,
et par endroits, vous reconnaissez des formations vasculaires : artères, veines.

Choisissez un glomérule
bien typique et prenez, pour

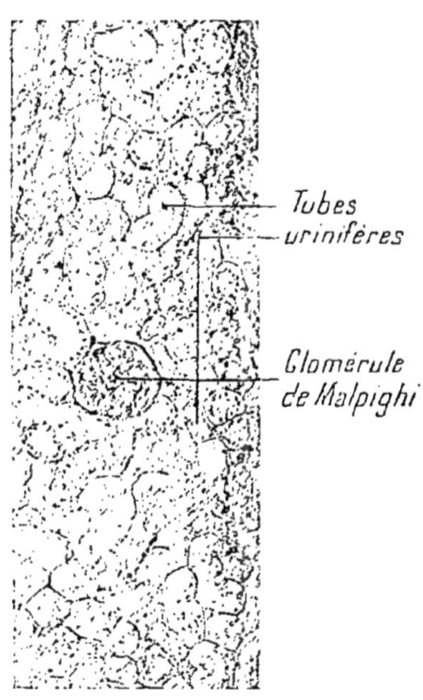

Fig. 56. — Rein, vue d'ensemble
de la substance corticale
(faible grossissement).

l'examiner, le fort grossissement. Vous voyez à la périphérie de l'espace clair en croissant quelques minces
traits noirs ou violets qui vous représentent les noyaux
de l'épithélium aplati de la capsule de Bowmann dont
vous ne voyez ici que la coupe transversale, et, portant
votre attention sur le glomérule, apercevez des formations
qui, pour être mêlées les unes avec les autres, ne vous
sont pas moins connues : globules rouges, coupes des
vaisseaux capillaires, noyaux de cellules conjonctives, etc.

Examinez maintenant les sections des innombrables tubes enserrant le glomérule : avec une heureuse fixation il vous sera loisible de reconnaître les *tubes contournés* grâce à leur bordure en brosse et à leurs cellules aplaties, sans membrane bien visible ; vous chercherez à reconnaître les segments constituant *l'anse de Henle*, dont la *partie descendante*, vous montrera pour un petit tube, une large lumière brodée d'un épithélium très bas, et *l'anse ascendante*, plus volumineuse mais à faible lumière. Les *segments intermédiaires* sont le plus souvent ces formations sinueuses à cellules

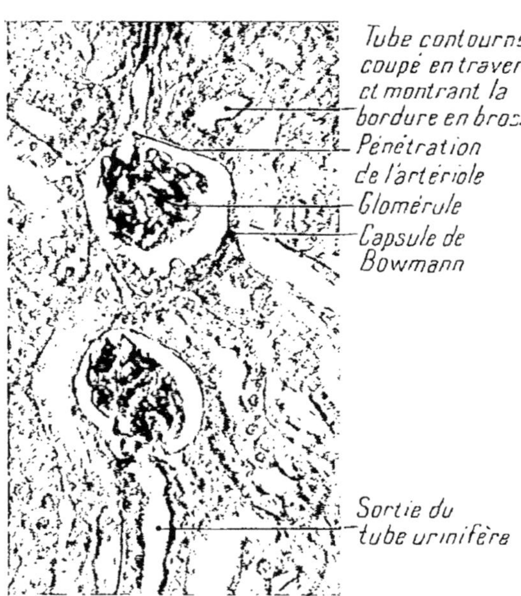

Fig. 57. — Rein, substance corticale (fort grossissement).

très claires que vous voyez d'endroit en endroit : enfin vous diagnostiquerez les *canaux collecteurs* ou *tubes de Bellini*, grâce à leur structure régulière. leur épithélium prismatique dont le protoplasma cellulaire est bien colorable par l'éosine ou l'acide picrique (ou Van Gieson) et où vous apercevez sans effort des membranes cellulaires bien nettes.

Si votre coupe intéresse le début des calices, vous en

profiterez pour noter la forme de l'épithélium de revêtement de cette partie des voies urinaires, et quels sont
les rapports qu'il affecte, par l'intermédiaire de tissu
conjonctif avec les éléments propres du rein.

Vessie. — Dans la coupe de vessie à laquelle vous passez
maintenant, vous portez
toutevotre attention sur la
muqueuse. Selon la taille
de l'animal sur lequel elle
a été prélevée, vous en
avez la section totale ou
partie seulement de la
paroi : dans l'un et l'autre
cas, vous commencerez
par l'épithélium stratifié
dont on vous a décrit les
formes cellulaires un peu
spéciales (cellules en ra-
quettes). Vous remar-
quez tout de suite la différence qui existe entre
cet épithélium à grandes
cellules superficielles et

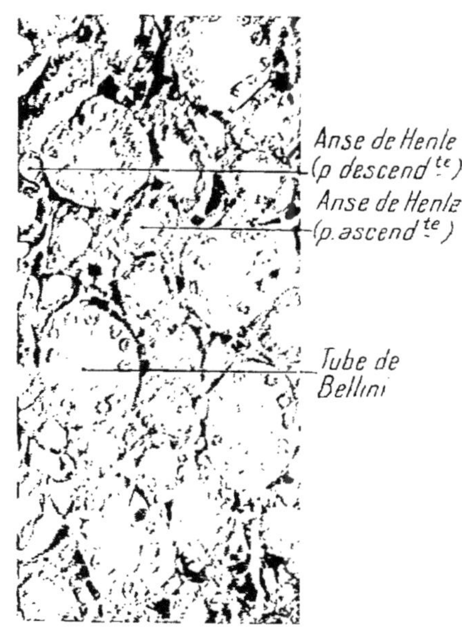

Fig. 58. — Rein, substance médullaire
(fort grossissement).

l'épithélium pavimenteux stratifié. Puis examinez plus
rapidement les formations conjonctives (avec leurs vaisseaux) et musculaires lisses qui lui servent de substratum.

Dessiner :

1º Rein : croquis d'ensemble au faible grossissement ;
2º Glomérule de Malpighi au fort grossissement ; 3º Diverses sections du tube urinifère au fort grossissement ;
4º Une tranche d'épithélium vésical au fort grossissement.

FOIE ET VOIES BILIAIRES

Le plus souvent on met à votre disposition, pour cette étude, deux coupes différentes, et provenant l'une d'un *foie de porc*, l'autre du *foie d'un mammifère* quelconque.

La première, dans laquelle vous trouverez les lobules bien délimités, vous renseignera sur la topographie microscopique de l'organe; en vous montrant un véritable schéma naturel, *mais unique*, elle vous permettra de tracer par la pensée dans l'apparente complexité de l'autre, des parties bien séparées, concourant à la même fonction.

Ne vous attendez pas d'ailleurs à trouver toujours et partout dans le foie de porc la belle figure polyédrique que l'on vous représente dans les livres, et concevez une fois pour toutes que l'entassement des lobules hépatiques se faisant dans toutes les directions, et que la coupe n'étant qu'un plan, ce plan rencontrera des polyèdres suivant des angles variés : certains lobules se présenteront donc sous la forme de vous connue, d'autres au contraire seront coupés tangentiellement, etc., etc.

Donc, avant tout, dans ce cas, faites de l'anatomie microscopique, et cherchez à vous renseigner de visu sur le *lobule hépatique*, dont votre livre vous aura donné la description : vous verrez comment les *cellules hépatiques* contribuent à le former et comment l'assemblage des lobules arrive à constituer l'organe lui-même. Cette fois-ci, donc, au lieu de commencer par l'élément primordial, vous débuterez par le groupement de ces éléments que vous n'étudierez qu'après et enfin vous réunirez les lobules, vaisseaux, conduits biliaires, etc. pour obtenir l'image totale du foie.

Pour étudier le lobule hépatique, vous prendrez d'abord la coupe de foie du porc et, avec un faible grossissement, y chercherez un espace polygonal bien limité, perforé en son milieu par un pertuis : vous aurez alors sous les yeux l'image d'un lobule coupé transversalement : l'espace clair central sera la *veine sus-hépatique* (1). A ce même grossissement vous voyez, partant de la veine sus-hépatique, des travées colorées, disposées

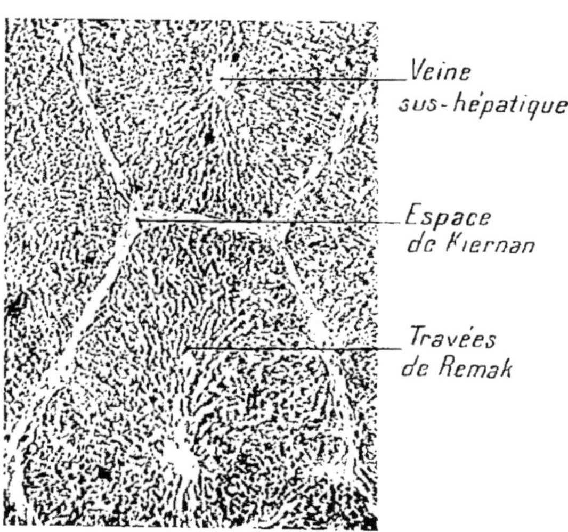

Fig. 59. — Foie de porc (faible grossissement).

---

(1) Il arrive parfois que, dans un lobule coupé tangentiellement et ne montrant pas la veine sus-hépatique, vous voyiez un espace clair à peu près central : il s'agit souvent, dans ce cas, d'une perte de substance plus ou moins volumineuse de la coupe : jamais, dans ce cas, vous n'y trouvez la caractéristique des vaisseaux : *l'endothélium*.

radiairement par rapport à elle. Ce sont les cellules hépatiques juxtaposées formant ce qu'on appelle les *travées de Remak* : vous y distinguez les noyaux sous forme de points. Regardez maintenant la périphérie de ce lobule ; vous voyez qu'il est encerclé par une série de bandes con-

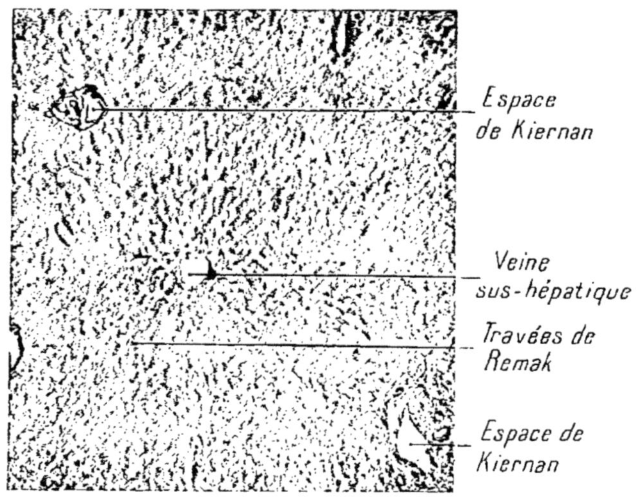

Fig. 60. — Foie humain (faible grossissement).

jonctives colorées ou non électivement ; elles s'élargissent au niveau des angles pour entourer des formations tubulaires dont les sections (transversales) vous paraissent des trous clairs et qui ne sont autres que les vaisseaux et conduits biliaires constituant ce que votre livre vous a dénommé *espace porte* ou *espace de Kiernan*.

Avec le même faible grossissement, examinez maintenant la coupe du foie d'un mammifère quelconque : au premier abord vous êtes perdus dans la complexité apparente de la figure que vous avez sous les yeux. Mais regardez attentivement : voilà ici un espace arrondi, doublé d'endothélium, et d'où partent des travées de Remak : n'est-ce pas une veine sus-hépatique, analogue à celle que vous venez de voir chez le porc? A quelque distance, autour de cette veine, vous trouvez des formations conjonctives, triangulaires le plus souvent, renfermant ces trous clairs que nous avons vus tout à l'heure

dans les espaces de Kiernan du porc; réunissez par la pensée ces espaces triangulaires et vous verrez que votre veine sus-hépatique est au centre du polygone que vous venez mentalement de délimiter : votre lobule hépatique

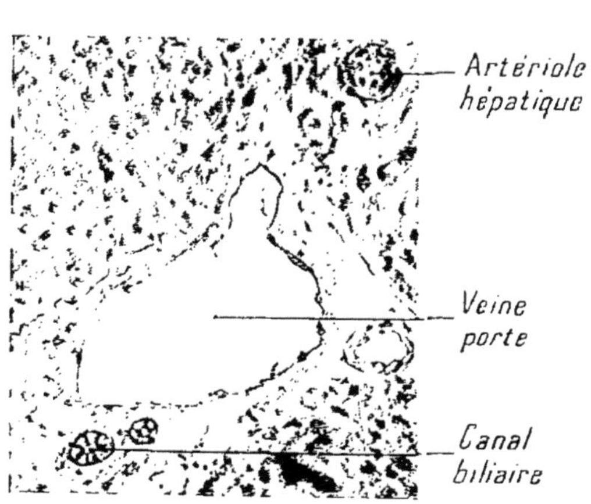

Fig. 61. — Espace de Kiernan
fort grossissement).

est reconstitué et maintenant, dans le même champ de microscope, vous en pouvez voir plusieurs autres qui lui sont adjacents.

Vous connaissez maintenant le lobule : prenez le fort grossissement pour en analyser les parties constitutives.

Commencez par son centre, et passez rapidement sur la veine sus-hépatique vous connaissez la structure générale des veines, pour examiner plus à fond la *cellule hépatique*, l'élément primordial 1). Vous reconnaîtrez

(1) Il eût été plus logique, semble-t-il, de passer du simple au complexe : de la cellule au lobule ; nous croyons qu'il est préférable pour vous d'acquérir d'abord l'idée du lobule en tant que topogra-

leur forme de polygones à 6 ou 8 pans, leur protoplasma grossièrement réticulaire et plus ou moins coloré suivant l'état de sécrétion, et le noyau (parfois double) arrondi et, si la préparation est heureusement orientée, vous

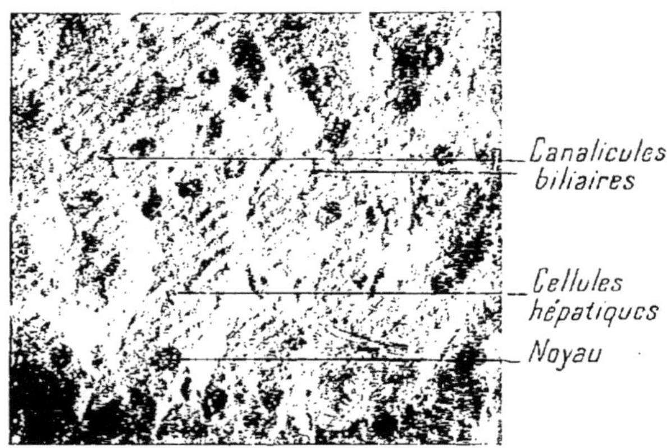

Fig. 62. — Travées de cellules hépatiques montrant les canalicules biliaires (fort grossissement).

pourrez apercevoir sur certaines cellules la gouttière demi-cylindrique qui vous rappellera que là passe le capillaire biliaire: vous le verrez bien avec la méthode d'imprégnation chromo-argentique de Golgi. Voyez maintenant l'organisation trabéculaire de ces cellules, leur mode de juxtaposition, les globules rouges qui courent le long des travées, puis examinez la structure de *l'espace de Kiernan*.

Vous avez sous les yeux une figure plus ou moins régulièrement triangulaire dans laquelle vous distinguez un certain nombre de lacunes arrondies : la plus grande

phie, mais toujours vous devez vous souvenir que l'élément fondamental, c'est la glande unicellulaire, la cellule hépatique.

de ces lacunes, à paroi mince, bordée intérieurement d'un endothélium, vous rappelle la structure des veines en général : c'est la *veine porte :* — non loin, vous reconnaissez une formation festonnée qui doit vous être familière et que vous savez être une artériole, c'est la branche de *l'artère hépatique :* — enfin, vous apercevez encore un ou deux trous clairs, bordés d'un épithélium cylindrique ou cubique : son protaplasma bien colorable par l'éosine, et sa disposition régulière vous rappellent la structure des canaux excréteurs des glandes salivaires : ce sont les *canalicules biliaires.* — Ces trois formations sont unies entre elles par un tissu conjonctif formé principalement de trousseaux fibreux irrégulièrement distribués que vous voyez se prolonger en trabécules de plus en plus fins sur les angles de l'espace porte.

Connaissant la physiologie du foie, ayant maintenant un aperçu de sa structure, vous imaginez facilement comment s'évacue la double sécrétion de cet organe et vous vous dites ceci : Le foie est une glande remaniée, à la fois glande close et glande digestive, et le double produit est sécrété par une seule sorte de cellules : — le glycogène, une des multiples fonctions, glande close, cheminera vers le centre du lobule pour gagner la voie sanguine par la veine sus-hépatique : — la bile, fonction glande digestive, ira vers la périphérie pour se collecter dans les canalicules biliaires, puis les canaux du même nom : nous aurons donc le long des cellules constituant les travées de Remak, deux courants de sens contraire : l'un part de la veine porte espace de Kiernan, et gagne la veine sus-hépatique en se chargeant de glycogène ; — l'autre va vers l'extérieur et s'achemine vers les canaux biliaires : le rôle de l'artère hépatique est donc purement trophique et n'est par conséquent nullement fonctionnel.

Complétez maintenant l'étude de l'appareil hépatique par l'examen d'une coupe de *vésicule biliaire* ou de *canal hépatique*. Cette coupe, aussi perpendiculaire que possible à la surface du canal ou du réservoir, vous montre qu'il est constitué en allant de dedans en dehors par :

1° Une *muqueuse* qui seule vous intéresse et se compose : *a*) d'un épithélium formé d'une majorité de cellules allongées, assez pâles, à noyau basal, et quelques cellules caliciformes ; — *b*) d'un chorion dans lequel vous pourrez, mais très rarement, rencontrer des glandules, à allure muqueuse.

2° Une *tunique externe fibro-musculeuse* plus ou moins épaisse suivant l'espèce animale.

Dessins :

1° Rapide croquis d'ensemble du lobule hépatique chez le porc et chez un autre mammifère ;

2° Cellules hépatiques au fort grossissement ;

3° Espace de Kiernan au fort grossissement.

VOIES RESPIRATOIRES

Il vous suffira, pour apprendre à connaître la constitution des voies respiratoires, d'examiner attentivement deux coupes : l'une de *trachée*, l'autre de *poumon* ; cette dernière vous montrant, outre la topographie générale du lobule pulmonaire, la structure des bronches et bronchioles, ainsi que la répartition des vaisseaux.

Après lecture de vos Traités ou Manuels, vous vous faites de la trachée l'idée suivante : c'est un organe destiné à laisser passer constamment de l'air, et qui par conséquent doit être constamment maintenu béant (anneaux cartilagineux : outre son rôle de conduction, il a un rôle de défense et doit arrêter les particules nocives, microbes, par exemple, introduits avec le courant aérien (sécrétion de mucus, puis les rejeter au dehors (épithélium vibratile). Nous devons donc trouver, tapissant la lumière de l'organe, un *épithélium vibratile* avec des *organes mucipares* (cellules caliciformes et glandes muqueuses : puis, plus profondément, les vaisseaux assurant la nutrition de ces tissus ; ensuite ce sera l'anneau cartilagineux et les muscles lisses qui lui sont annexés et enfin le tissu conjonctif formant gangue et assurant la jonction avec les organes voisins.

Trachée. — Les coupes qui vous seront communiquées à

cette séance sont, le plus souvent, des coupes transversales de la trachée. Parfois il s'agit de coupes totales intéressant

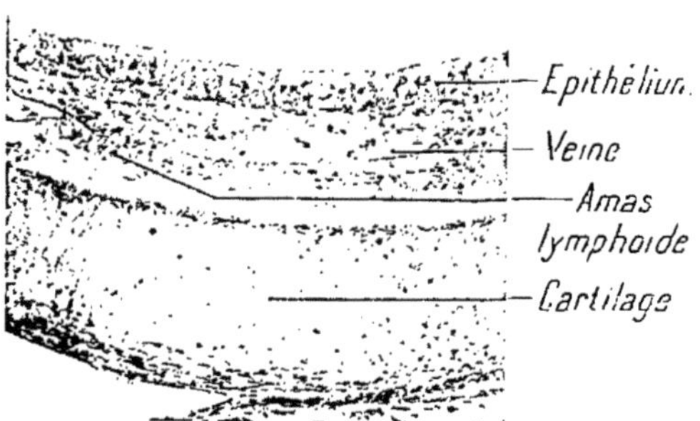

Fig. 63. — Trachée (faible grossissement).

tout le canal chez un petit animal : vous avez alors sous les yeux, au petit grossissement, un cercle plus ou moins épais et plus ou moins régulier, dans lequel, déjà, vous pouvez retrouver les diverses parties constitutives ; dans d'autres cas, ou vous donnera des coupes intéressant l'épaisseur totale du conduit ; mais, dans une de ses parties seulement (trachée d'un gros animal), qu'il eût été difficile de couper entièrement. Dans l'un et l'autre cas, cherchez avant tout, pour commencer votre étude, l'épithé-

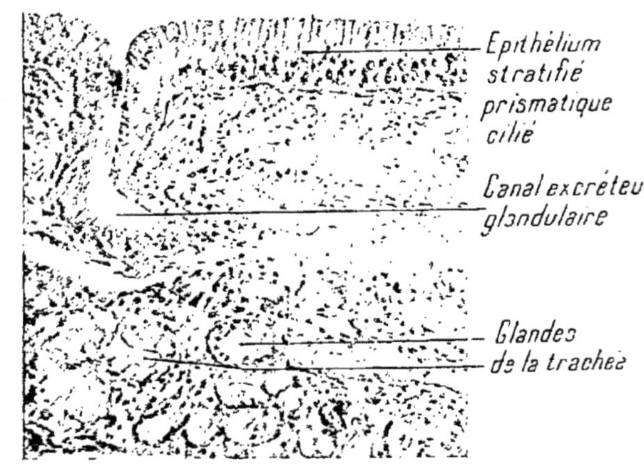

Fig. 64. — Muqueuse trachéale (fort grossissement).

lium vibratile. Vous reconnaitrez alors qu'il est stratifié et formé de cellules prismatiques, entremêlées de cellules caliciformes dont les bouchons muqueux se déversent dans la lumière. Au-dessous de lui vous rencontrez un tissu conjonctif assez lâche, richement vascularisé et dans lequel, par endroits, vous trouvez des coupes de culs-de-sac de glandes formées de cellules claires. Immédiatement après vous voyez l'épaississement du tissu conjonctif formant le périchondre, puis vous êtes en plein cartilage hyalin; ensuite, nouveau périchondre et tissu conjonctif lâche. Tous les éléments que vous rencontrez vous sont donc connus : leur groupement seul est nouveau pour vous.

Poumon. — Abordez maintenant l'étude de la coupe du poumon. Au faible grossissement, vous avez l'impression d'une dentelle irrégulière sillonnée çà et là de lignes plus marquées, de lignes qui ne sont autres que les séparations des différents *lobules pulmonaires*. Dans cette dentelle, des formations canaliculaires, coupées obliquement, transversalement ou longitudinalement, vous rappellent de suite la structure des vaisseaux sanguins ; dans d'autres des cercles cartilagineux incomplets et un épithélium vibratile vous disent qu'il s'agit d'un prolongement de la trachée : ce sont des *bronches moyennes* et *grosses :* d'autres enfin ne seront reconnaissables pour des bronchioles qu'au faible grossissement, car le cartilage a disparu et l'épithélium a perdu les caractères que vous lui avez vus dans la trachée.

Prenez ce fort grossissement et cherchez une grosse bronche : vous en profiterez pour faire une revision de ce que vous venez de voir dans la trachée ; — examinez maintenant une petite bronche : suivant son calibre vous voyez que son épithélium est de moins en moins prismatique et qu'après avoir été cubique il tend à devenir presque pavimenteux dans les régions ultimes, et qu'en même temps l'appareil cilié disparaît de plus en plus. Vous constatez qu'il repose directement sur une trame conjonctive assez dense formant paroi externe, dans laquelle vous ne trouvez plus trace de cellules cartilagineuses. Ayant ainsi confirmé ce que vous disent vos livres d'Histologie sur les modifications structurales des voies aériennes, vous vous occupez de la topographie du lobule pulmonaire (reprenez pour cela le petit grossissement), puis de l'épithélium tapissant les cavités respiratoires.

En ce qui concerne le lobule, ne vous attendez pas à le voir, comme dans les descriptions schématiques, appendu à la bronchiole terminale ; votre coupe n'est qu'un

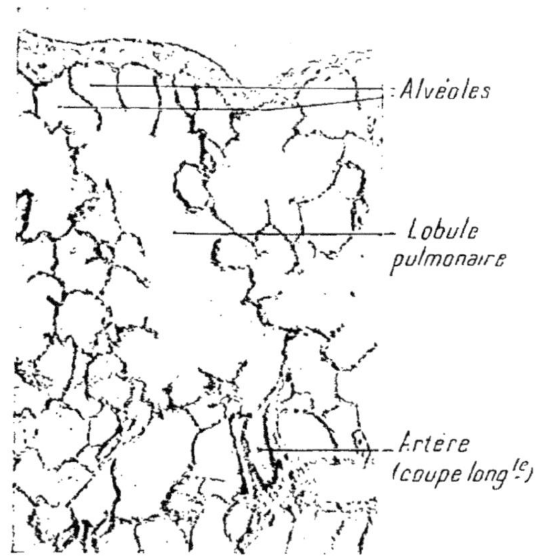

Fig. 65. — Poumon (faible grossissement .

plan qui rencontre le polyèdre irrégulier lobulaire suivant une direction quelconque et ce n'est que dans quelques cas heureux que vous y verrez la pénétration de la bronchiole. Vous devez, pour vous rendre compte exactement des choses, projeter par la pensée, le tout dans l'espace, en imaginant des coupes placées au-dessus et au-dessous de celle que vous avez sous les yeux pour faire une reconstruction du lobule dont vous ne voyez ici que les limites (indiquées par la conden-

sation conjonctive) et quelques-unes des parties constituantes (acini — bronche — vaisseaux).

Maintenant, pour terminer notre étude, vous reprenez
le fort grossissement et cherchez à reconnaitre les éléments cellulaires constituant *l'épithélium respiratoire*,
dont vos livres vous ont donné la description : prenez
une paroi de l'acinus coupée aussi longitudinalement que
possible et tâ-
chez d'y voir le
capillaire san-
guin séparant
les deux épithé-
liums : les globu-
les rouges vous
aideront dans
cette recherche ;
et, de part et
d'autre, essayez
de voir : les *pe-
tites cellules* à

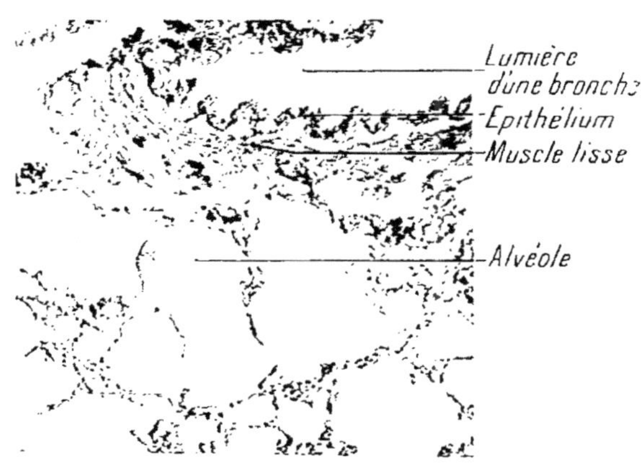

Fig. 66. — Poumon (fort grossissement).

noyau bien visible : — les *grands espaces anucléés*
et enfin les *cellules à poussière*. Il vous resterait pour
compléter l'image de l'acinus à voir les fibres élastiques
qui l'entourent, mais, pour ce faire, il faudrait que la
coupe eût été colorée à l'orcéine et vous ne rencontrez
guère de semblables préparations que parmi celles qui
servent de démonstrations.

Dessins :

1° Muqueuse trachéale au fort grossissement; 2° Croquis
d'ensemble du parenchyme pulmonaire au faible grossissement ; 3° Bronchiole au fort grossissement ; 4° Épithélium respiratoire au fort grossissement.

23ᵉ Séance.

GLANDES A SÉCRÉTION INTERNE.

QUELQUES TYPES

L'étude des glandes à sécrétion interne en général sera faite au moyen de préparations toutes faites : 1° de *glande thyroïde* ; 2° de *glande parathyroïde* ; 3° de *corps jaune* de l'ovaire ; 4° de *glande surrénale*.

1° *Glande thyroïde.* — L'aspect général d'une coupe de glande thyroïde au faible grossissement est celui d'une série de cavités arrondies, rapprochées les unes des autres et limitées par un épithélium cubique formé par de petites cellules (cellules glandulaires) dont on voit surtout les noyaux bien colorés. Dans ces cavités arrondies se trouve une substance finement granuleuse ou homogène (substance colloïde), se colorant par l'éosine. Cette substance ne remplit pas complètement la cavité dont elle est le plus souvent séparée par une série de petites encoches arrondies. Ces cavités ou vésicules thyroïdiennes sont séparées les unes des autres par une mince couche de tissu conjonctif où çà et là vous voyez en coupes transversales ou obliques des vaisseaux sanguins. Il n'y a pas de canal excréteur.

2° *Glande parathyroïde.* — Au faible grossissement la glande parathyroïde vous apparaît comme étant formée d'un ensemble de cellules polyédriques à petit noyau arrondi disposées en cordons épais séparés par des espaces conjonctifs de forme irrégulière et ramifiée. Dans les espaces conjonctifs vous verrez de nombreux vaisseaux (voir vaisseaux).

3° *Glande surrénale.* — La glande surrénale a une structure compliquée au faible grossissement. Une coupe d'ensemble passant dans toute l'épaisseur de l'organe vous montre chez le cobaye, par exemple, des zones de colorations très différentes. Au centre une zone où vous reconnaîtrez l'existence de grandes cavités

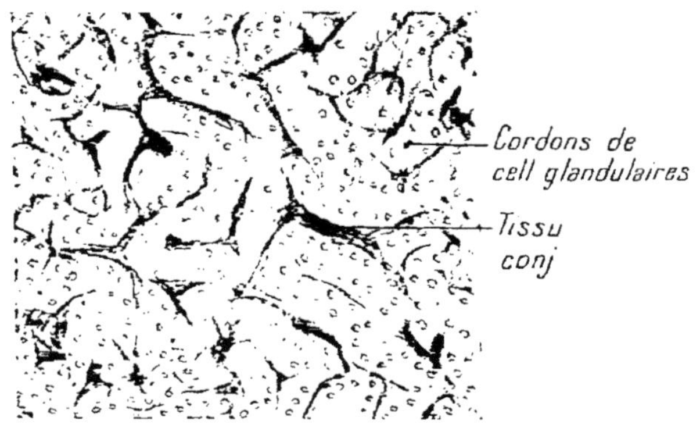

Fig. 67. — Glande parathyroïde (fort grossissement).

remplies de sang. C'est la *zone médullaire.* Elle est entourée par une série de tissus plus clairs formés de cellules à noyau petit et à protoplasma tantôt clair, tantôt très granuleux. C'est la *zone corticale*, dans laquelle vous reconnaîtrez : 1° à la périphérie, sous la capsule fibreuse, la *zone glomérulaire* formée par des points bleus (noyaux des cellules épithéliales) disposés en cercles séparés les uns des autres par du tissu conjonctif émané de la capsule; 2° une zone où les cellules sont arrangées en bâtons rayonnants, c'est la *zone fasciculée* formée de cellules à protoplasma d'aspect spongieux; 3° une zone où les cellules sont arrangées en cordons enchevêtrés, c'est la *zone réticulée*, dont les cellules renferment des grains fortement colorables par l'hématoxyline au fer (adrénaline). Au fort grossissement vous vous rendez compte de la structure des cellules de chacune de ces zones. Vous noterez le protoplasma rempli de vacuoles claires et régulières des cellules de la zone fasciculée (lécithines) et des préparations de démonstration vous montreront dans les cellules de la zone médullaire les *grains chromaffines* Ces cellules à grains chromaffines sont les éléments caractéristiques de la surrénale et des paraganglions.

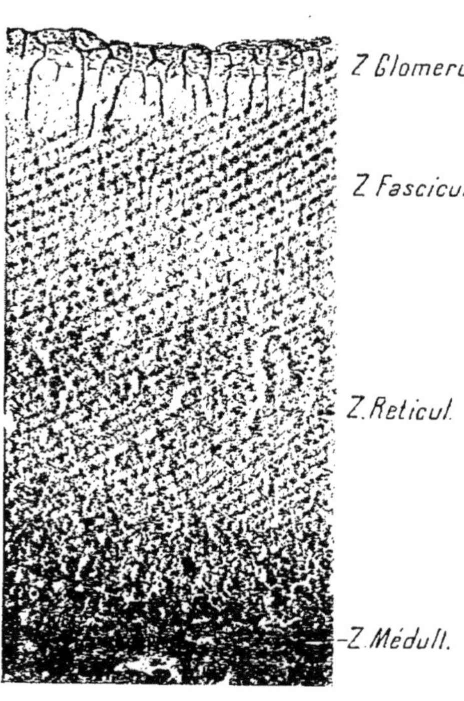

Fig. 68. — Glande surrénale (faible grossissement).

4° *Corps jaune.* — Au faible grossissement vous verrez très bien les limites du corps jaune. Il vous suffira donc de noter sa forme générale et les rapports que ses cellules présentent avec le tissu conjonctif et les nombreux vaisseaux qu'il renferme. C'est surtout au fort grossissement que l'examen en est intéressant, car vous pourrez y voir les rapports intimes des *cellules à lutéine* avec les nombreux capillaires sanguins qui les entourent.

Chaque cellule glandulaire du corps jaune touche, par une quelconque de ses faces, à un capillaire. Vous remarquerez la forme polygonale irrégulière de la cellule à lutéine, son noyau petit et les grains de sécrétion qu'elle contient dans son protoplasma. Sur les préparations à l'acide osmique certains de ces grains se colorent en noir. D'autres sur des préparations non osmiquées

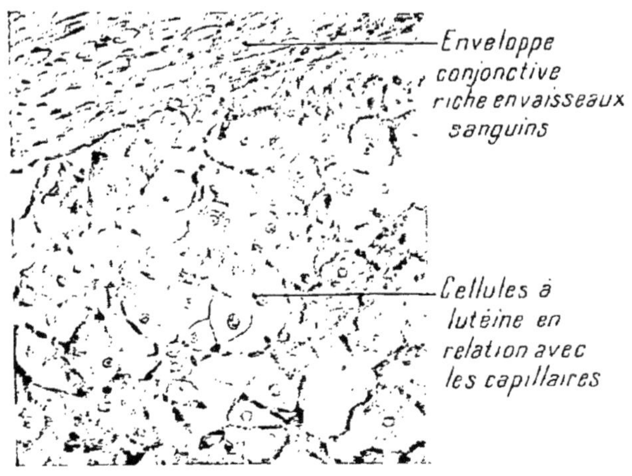

Fig. 69. — Corps jaune (fort grossissement).

montrent une affinité pour certains colorants tels que safranine, éosine, hématoxyline ferrique. Les capillaires sont généralement dilatés et à paroi très mince. Ils vous donneront un exemple de ce que vous connaissez sous le terme de *sinusoïdes*. Connaissant ainsi la cellule glandulaire et sa voie d'excrétion naturelle les vaisseaux, il ne vous restera plus qu'à examiner par exemple des préparations d'*hypophyse* et de *glande interstitielle du testicule*, mises en démonstration, pour compléter les notions morphologiques qu'il vous aura été donné de vérifier au cours de cette séance, sur les glandes à sécrétion interne.

Dessins :

1° Glande thyroïde au faible grossissement.

2° Glande surrénale, croquis d'ensemble au faible grossissement pour montrer les différentes zones.

3° Un type cellulaire de la substance corticale (zone fasciculée) et de la zone médullaire (cellule chromaffine) au fort grossissement.

4° Quelques cellules du corps jaune de l'ovaire pour montrer leurs grains de sécrétion et leurs connexions avec les capillaires (fort grossissement).

APPAREIL GÉNITAL MALE

Vous ferez l'étude de l'appareil génital mâle sur des coupes toutes faites :

1° De *testicule :*

2° D'*épididyme :*

3° De *canal déférent.*

Le testicule. — Les éléments caractéristiques du testicule sont les cellules qui tapissent la paroi interne du *tube séminifère.* Vous devrez donc avant tout savoir bien reconnaître sur une coupe ces éléments caractéristiques.

Une coupe à travers le testicule d'un cobaye, intéresse le tube séminifère et le tissu conjonctif qui l'entoure. Le tube séminifère étant replié sur lui-même en tous sens sera coupé par le rasoir, tantôt transversalement, tantôt obliquement, tantôt longitudinalement. Vous verrez donc au faible grossissement une série de sections rondes, ovales, allongées ou en forme d'U ou d'S. Ces sections du tube séminifère ont une paroi parsemée de petits noyaux arrondis de tailles différentes et colorés avec plus ou moins d'intensité par les colorants nucléaires : ce sont les *noyaux des cellules sexuelles* dont l'ensemble constitue l'*épithélium séminal.* Suivant l'obliquité de la coupe, cet épithélium se présente avec une épaisseur plus ou moins grande. Il en est de même pour la lumière du tube qui est plus grande dans le cas d'une section transversale que dans celui d'une section tangentielle ou oblique.

La lumière du tube n'est jamais nettement limitée. On voit sur son pourtour de petits filaments flexueux. Ce sont les queues des spermatozoïdes dont la tête est en contact avec l'épithélium séminal. Quelques spermatozoïdes peuvent apparaître détachés de la paroi et flottent librement dans la cavité.

Étudiez maintenant le tissu conjonctif qui est entre les replis du canalicule séminifère. Vous voyez que ce tissu contient de nombreux vaisseaux, artères et veines dont vous avez appris à reconnaître les caractères sur des coupes trans-

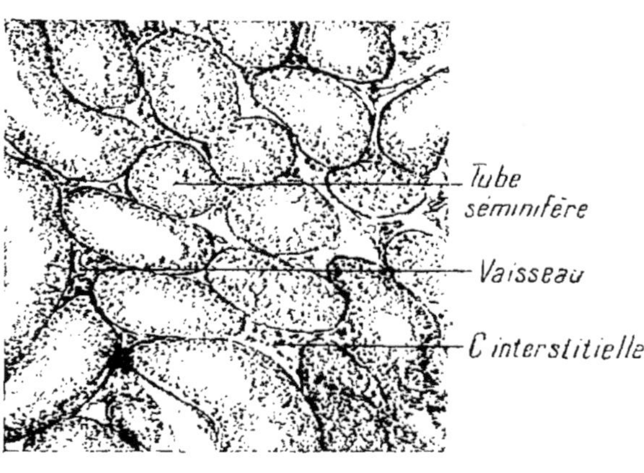

Fig. 70. — Testicule (faible grossissement).

versales, obliques ou longitudinales (voir Vaisseaux). Vous voyez aussi que, surtout dans les espaces triangulaires limités par plusieurs sections du tube séminifère, ce tissu conjonctif contient des éléments particuliers, de forme polyédrique et dont le protoplasma est bourré de grains. Ce sont les *cellules interstitielles du testicule*, dont vous remarquerez les rapports intimes avec les vaisseaux sanguins.

Cette vue d'ensemble de la coupe du testicule, au faible grossissement, vous permet déjà de vérifier ce fait que le testicule est formé de deux parties essentielles :

1° Le tube séminifère tapissé par l'épithélium séminal et contenant des spermatozoïdes :

2° Le tissu conjonctif contenant dans ses mailles et en rapports étroits avec de nombreux vaisseaux sanguins, les cellules interstitielles du testicule.

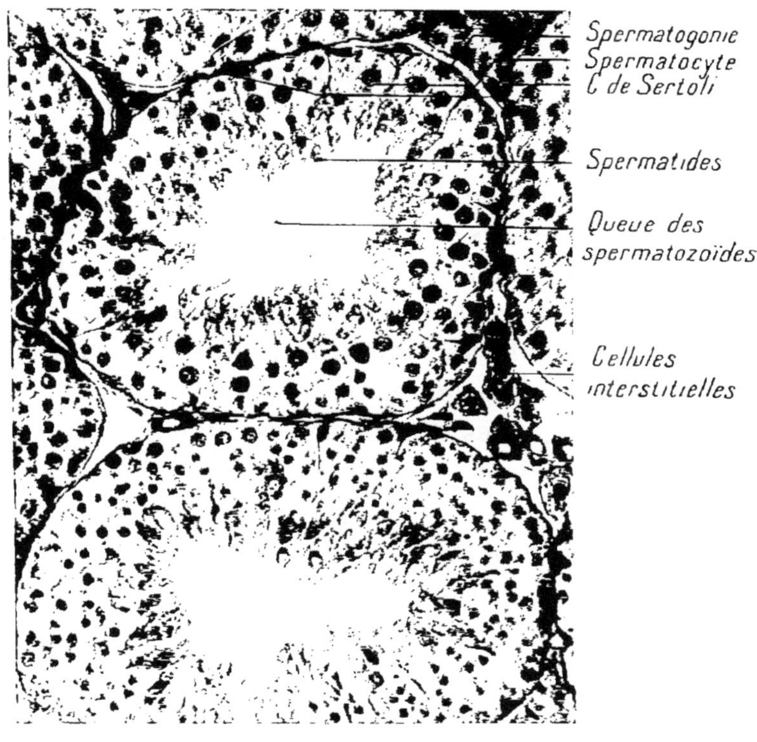

Fig. 71. — Testicule (fort grossissement).

Elle vous permet en outre de constater en déplaçant la préparation sur la platine du microscope que le tissu conjonctif se condense à la périphérie de l'organe pour lui former une enveloppe fibreuse : *l'albuginée du testicule*.

L'étude du testicule au fort grossissement va vous montrer que l'élément caractéristique y est représenté par les cellules de l'épithélium séminal à leurs différents stades de développement.

En allant de la périphérie vers la lumière du tube séminifère, appliqués contre la paroi, vous voyez des éléments plus larges que hauts et possédant un noyau bien coloré et souvent en mitose. Ce sont les *spermatogonies*.

Ces spermatogonies alternent par places le long de la paroi du tube séminifère avec des éléments de forme triangulaire possédant un ou plusieurs noyaux fortement colorés. Ces éléments triangulaires vous représentent la partie basale des *cellules de Sertoli* (cellules en chandelier, spermatophores). Cette partie basale est réunie par une portion rétrécie à une autre partie située près de la lumière du tube où sont de nombreux spermatozoïdes.

Au-dessus, dans la région moyenne de l'épithélium, ce sont des cellules volumineuses, arrondies ou polyédriques, possédant un gros noyau le plus souvent au stade spiréme : ce sont les plus gros éléments de l'épithélium, les *spermatocytes de premier ordre*.

Au-dessus d'autres cellules plus nombreuses, plus petites, à noyau plus pâle, sont les *spermatocytes de second ordre*.

Enfin sur le pourtour et formant la dernière couche vous voyez des cellules possédant généralement une tache fortement colorée par les réactifs acides, ce sont les spermatides dont vous pourrez suivre dans les différents endroits de la préparation la transformation en spermatozoïdes.

Si vous déplacez la préparation sur la platine du microscope, vous verrez tout de suite que ces différents étages de cellules ne présentent pas dans toutes les sections du tube séminifère le même arrangement. C'est que l'épithélium séminal n'est pas au même stade d'évolution sur tout le parcours du tube et c'est la vérification de ce que l'on décrit sous le nom d'*onde spermatogénétique*. En vous reportant aux traités classiques, vous allez pouvoir vérifier l'existence de cette évolution de l'épithélium suivant une onde spéciale à l'intérieur du tube et retrouver les figures classiques de la spermatogénèse.

Afin de faire cette étude avec fruit il vous suffira de connaître d'une façon précise les différentes cellules qui constituent l'épithélium germinatif.

Vous ferez en gros l'étude du tube séminifère à l'aide de vos préparations et c'est

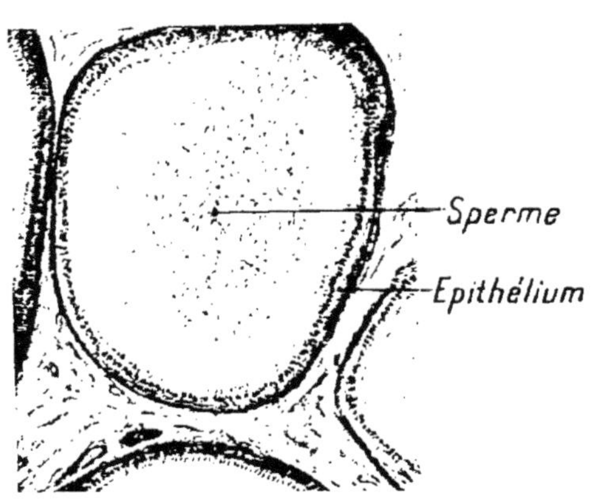

Fig. 72. —Épididyme (faible grossissement).

surtout sur des préparations de démonstration convenablement choisies et examinées à l'immersion que vous vous rendrez bien compte des détails de la spermatogénèse.

Ces préparations seront surtout destinées à vous faire voir les mitoses de maturations, les détails des cellules de Sertoli et les cellules interstitielles.

Sperme. — Un étalement de liquide séminal vous montrera les éléments qui le constituent et en particulier les spermatozoïdes avec leur *capuchon céphalique*, leur *tête*, la *pièce intermédiaire*, la *pièce principale* et la *pièce terminale* de la queue.

Epididyme. — Au faible grossissement l'épididyme se

présente généralement sur les coupes comme un ensemble de ronds ou d'ovales accolés les uns aux autres et possédant une lumière beaucoup plus grande que celle du tube séminifère. Dans cette lumière vous constatez une infinité de points colorés et de petits filaments enchevêtrés en tous sens : ce sont les spermatozoïdes de la liqueur séminale contenue dans le tube épididymaire. L'épithélium qui borde cette lumière est très régulier et formé de cellules épithéliales cylindriques très hautes et très étroites, portant un plateau très particulier d'où part pour flotter dans la lumière un pinceau de cils long et d'aspect triangulaire généralement infléchi plus ou moins à son extrémité. Il repose sur une couche conjonctive peu épaisse si on la compare à celle du canal déférent.

Canal déférent. — Vous diagnostiquerez le canal déférent de l'épididyme sur une coupe transversale :

1° par les dimensions plus grandes de sa lumière ;

2° par les replis de son épithélium soulevé en de véritables villosités ;

3° par l'épaisseur du chorion à la périphérie duquel vous décèlerez facilement trois couches de fibres musculaires lisses. Deux de ces tuniques musculaires, l'interne et l'externe, sont longitudinales et par conséquent vous montreront leur section transversale. La troisième, intermédiaire aux deux autres, est circulaire et présentera ses fibres suivant leur longueur.

Dessin :

1° Testicule, vue d'ensemble au faible grossissement ; 2° Une coupe d'un endroit choisi du tube séminifère au fort grossissement ; 3° Quelques cellules interstitielles au fort grossissement ; 4° Paroi de l'épididyme et quelques spermatozoïdes au fort grossissement

APPAREIL GÉNITAL FEMELLE

Pour cette étude, nous n'emploierons que des coupes toutes faites :

1° *d'ovaire adulte* ;

2° *d'utérus* ;

3° *de trompes*.

Ces coupes seront colorées par l'hématéine-éosine et par la triple coloration de Prenant (éosine, hématoxyline ferrique, vert lumière).

Ovaire. — L'ovaire étant l'organe formateur des cellules sexuelles femelles ou œufs, *nous y trouverons avant tout des œufs à tous les stades*. Il faut donc bien connaître les aspects différents que présentent les cellules sexuelles femelles depuis le stade le plus jeune, jusqu'à la maturité, car ce sont les éléments qui permettent seuls de diagnostiquer à coup sûr le tissu ovarien.

L'ovaire vu sur une coupe, *à l'œil nu*, présente dans l'épaisseur de son tissu un certain nombre de cavités régulières à contours nets et à contenu plus clair. Ces cavités sont les *follicules de de Graaf*. On peut voir aussi à l'œil nu des formations plus foncées, granuleuses, plus grandes que les follicules de de Graaf et présentant en leur centre une tache plus claire. Ce sont les *corps jaunes de l'ovaire*. Enfin on peut remarquer, immédiatement sous les bords de la coupe, une série de petits points arrondis et clairs. Ce sont des *follicules jeunes.*

Quand la coupe passe par le hile de l'ovaire, vous pouvez distinguer, même à l'œil nu, une zone périphérique plus dense, contenant les points arrondis de différentes tailles signalés plus haut, et une zone centrale dont la structure est moins dense et qui est parsemée de conduits sinueux de calibre irrégulier. C'est la *zone médullaire* et ses vaisseaux, la zone périphérique constituant la *zone corticale* de l'ovaire.

Ayant ainsi établi la situation des différentes formations spéciales à l'ovaire adulte, regardez au faible grossissement.

En partant de la surface pour aller vers le hile, vous rencontrerez d'abord une couche de cellules rangées régulièrement les unes à côté des autres. Elles ont un noyau (bleu par l'hématéine, noir par l'hématoxyline ferrique) et un protoplasma coloré en rose par l'éosine. C'est l'*épithélium germinatif* dont les cellules vont se transformer pour donner tous les éléments de la lignée ovarienne. La présence d'un épithélium simple à la périphérie de l'organe est un fait important à retenir pour le diagnostic. Toutefois, lorsqu'on se trouve en présence d'un ovaire mal fixé ou ayant subi des manipulations répétées avant d'être fixé, cet épithélium peut manquer, car il est très fragile et se desquame facilement.

Sous cet épithélium vous voyez une couche de tissu conjonctif fibreux (rose par l'éosine, vert par le vert lumière) dont l'importance est de plus en plus grande à mesure qu'on s'adresse à des ovaires plus âgés. Le long de ses travées vous voyez les noyaux allongés de fibres conjonctives (en bleu ou en noir suivant le réactif).

Ce tissu conjonctif est ce qu'on appelle l'*albuginée* de l'ovaire.

Il contient dans ses mailles de grosses cellules vésiculeuses entourées par quelques cellules conjonctives dont vous voyez les noyaux allongés disposés en couronne simple. Ces grosses cellules ont un protoplasma granuleux et un gros noyau pourvu d'un nucléole volumineux très coloré. Ces grosses cellules sont les *ovocytes*,

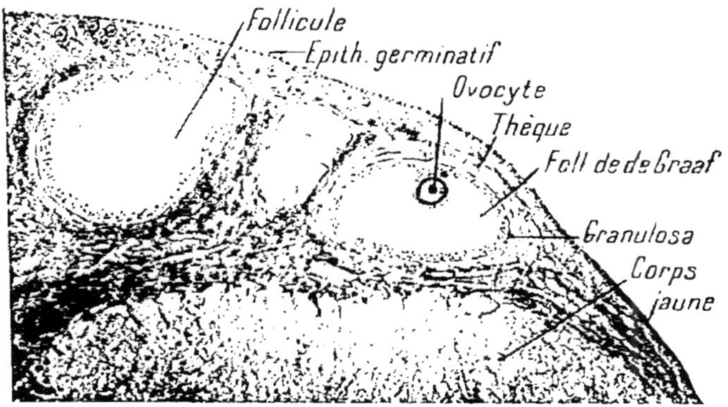

Fig. 73. — Ovaire. Substance corticale (faible grossissement).

les cellules aplaties qui les entourent sont les *cellules folliculeuses:* leur protoplasma contient des grains qui sont le début de la substance de réserve appelée *vitellus;* leur noyau s'appelle *vésicule germinative* et le nucléole de ce noyau est la *tache germinative.* Enfin la membrane cellulaire située immédiatement sous les cellules folliculeuses est la *membrane vitelline.*

Ces ovocytes sont le plus souvent disposés par groupes de deux ou trois. Ils correspondent aux nombreux petits trous clairs vus à la périphérie par l'examen à l'œil nu.

En allant plus profondément vous verrez des disques arrondis trois ou quatre fois plus grands que ces ovocytes de la périphérie et entourés d'une couronne de cellules épithéliales à protoplasma granuleux leur formant une couronne très régulière. Au centre de ces grands disques vous voyez un noyau bien coloré et possédant un gros nucléole; autour du noyau des grains rangés autour de nombreux petits globules clairs remplissent tout l'espace allant du noyau à la membrane. Celle-ci est située à la face interne de la couronne régulière de cellules épithéliales. Elle est très épaisse et se colore électivement en rose dans la coloration hématéine éosine, et en vert dans la triple coloration de Prenant. Ces grands disques ne sont autre chose que des ovocytes à un stade plus avancé du développement. La couronne de cellules granuleuses est la *couronne radiée (corona radiata)* la membrane verte sous-jacente est la *zone pellucide* séparant la membrane vitelline proprement dite des cellules granuleuses. Les petits globules clairs du protoplasma sont des *boules de vitellus.* Autour de ces ovocytes, le tissu conjonctif semble plus épais et cette condensation est le début de ce que vous verrez plus loin sous le nom de *thèque du follicule.* Si vous déplacez la préparation, vous tombez sur des cavités encore plus grandes. Ce sont les *follicules de Graaf* que nous avions déjà vus à l'œil nu.

Vous y retrouvez les formations caractéristiques déjà vues dans les ovocytes, c'est-à-dire le noyau ou vésicule germinative, le nucléole ou tache germinative, le protoplasma ou vitellus, la membrane cellulaire ou membrane vitelline, la zone pellucide et la couronne radiée. Mais ces différentes formations sont enfermées dans une cavité arrondie beaucoup plus grande dont le contenu est très peu coloré et contient de fines granulations.

La paroi interne de ces cavités arrondies est tapissée par des cellules analogues à celles de la couronne radiée. Ce sont les *cellules de la granulosa*. Plus nombreuses en un point de la paroi, elles forment une sorte de pédicule d'insertion qui vient au contact de la couronne radiée et forme ce qu'on appelle *cumulus proliger*. Le contenu clair du follicule est limité ainsi de toutes parts par des cellules granuleuses et il constitue ce que vous connaissez sous le nom de *liquor folliculi*, le contenant méritant le nom *d'antre du follicule (antrum folliculi)*.

A la périphérie des cellules granuleuses, vous remarquez une membrane basale conjonctive très fine (en vert par le vert lumière) qui est la *membrane de Slavyanski*. Elle sépare les cellules de la granulosa (en rose) de la couche conjonctive (en vert) dont les fibres circulaires constituent la *thèque interne du follicule*. On peut voir à la périphérie de cette thèque interne une autre couche de fibres conjonctives dirigées perpendiculairement à la première, par conséquent vues en coupe transversales, c'est la *thèque externe du follicule*.

Après avoir dessiné tous ces aspects des cellules de la lignée ovogénétique vous déplacez la préparation, de façon à amener sous le microscope la partie de la coupe où vous avez noté à l'œil nu l'existence d'un corps jaune.

Le corps jaune se présente au faible grossissement comme un ensemble de cellules polygonales disposées en cordons irréguliers. Leur protoplasma coloré en rose par l'éosine est parsemé de granulations assez volumineuses et leur noyau est relativement petit, situé à peu près au centre et bien coloré en bleu par l'hématéine, en noir par l'hématoxyline (1). Entre ces cordons de cellules

(1) Voir le chapitre : Glandes endocrines.

vous voyez des travées colorées par le vert lumière ; ce sont des travées de tissu conjonctif dans lesquelles vous remarquez la coupe tranversale, longitudinale ou oblique de nombreux capillaires sanguins.

Ces capillaires sont reconnaissables par les globules sanguins qu'ils contiennent et par les noyaux allongés de leur endothélium.

Si maintenant vous examinez la région du hile de l'ovaire, vous verrez qu'il n'y a plus d'ovocytes, mais exclusivement du tissu conjonctif fibreux laissant des intervalles occupés par de nombreuses cavités bordées d'un endothélium et remplis de globules sanguins. Ce sont les vaisseaux de la substance médullaire. Vous pouvez remarquer dans cette zone des cavités irrégulières bordées d'un épithélium simple, cubique : ce sont les cordons médullaires.

Toute cette description concerne la coupe d'un ovaire humain ou d'un ovaire de singe adulte passant par le hile dans un plan sagittal. Mais souvent vous avez sous les yeux des coupes plus ou moins tangentielles à la surface et vous ne voyez pas toutes les couches. Tantôt il n'y aura que du tissu de la zone médullaire ; tantôt la corticale sera seule intéressée par le rasoir et une telle coupe pourrait vous induire en erreur parce qu'elle ne montrerait que des ovocytes jeunes.

Les follicules de de Graaf étant des sphères possédant à leur intérieur une autre petite sphère, l'ovocyte, il est facile de comprendre qu'une coupe tangentielle à cette sphère n'intéressera pas nécessairement l'ovocyte, et que, de même, une coupe intéressant l'ovocyte ne passera pas forcément par le noyau et la tache germinative.

Souvent, comme l'ovocyte est placé excentriquement

dans la cavité folliculaire, la coupe passant par un plan perpendiculaire au point d'insertion sur la paroi, il semblera que l'ovocyte est isolé de cette paroi et flotte dans la cavité du follicule.

Pour avoir une idée convenable de l'ovaire, il ne suffit pas de l'avoir vu en coupe à l'état adulte. Des préparations d'ovaires jeunes mises en démonstration vous montreront une structure beaucoup plus homogène, résultant de l'absence de follicules de de Graaf mûrs et de corps jaunes, et du peu de développement du tissu conjonctif. Vous remarquerez dans les ovaires de fœtus, l'existence de cordons partant de la périphérie et s'enfonçant dans le parenchyme ovarien. Ces cordons sont formés par des files d'ovocytes : ce sont les *cordons de Pflüger* ou boyaux germinatifs. Sur les ovaires jeunes (nouveau-né, par exemple) vous serez frappés de la grande quantité d'ovocytes serrés les uns contre les autres.

Utérus. — Une coupe totale d'utérus non gravide de petit mammifère (lapin, cobaye) passant par le col et les orifices tubaires vous permettra d'avoir une idée d'ensemble de la structure de cet organe. Sur une telle coupe colorée à l'hématéine-éosine vous remarquerez l'épaisseur de la paroi par rapport aux dimensions de la cavité centrale.

Au faible grossissement cette cavité vous apparaît bordée par une ligne sinueuse de points bleus (noyaux des cellules de l'épithélium de la muqueuse). Cette ligne sinueuse présente de profonds replis qui, vus en coupe, forment des cavités arrondies ou ovalaires bordées des mêmes points bleus (fausses glandes de l'utérus). Le tissu dans lequel s'enfoncent ces invaginations de la muqueuse est le chorion ou tissu conjonctif sous-muqueux. Il sert d'intermédiaire entre la muqueuse et la couche musculaire périphérique formée de cellules musculaires lisses (voir Muscle).

Vue au fort grossissement la muqueuse utérine de la femme vous montrera ses cellules cylindriques à plateau cilié, caractéristiques. Par places surtout au niveau du

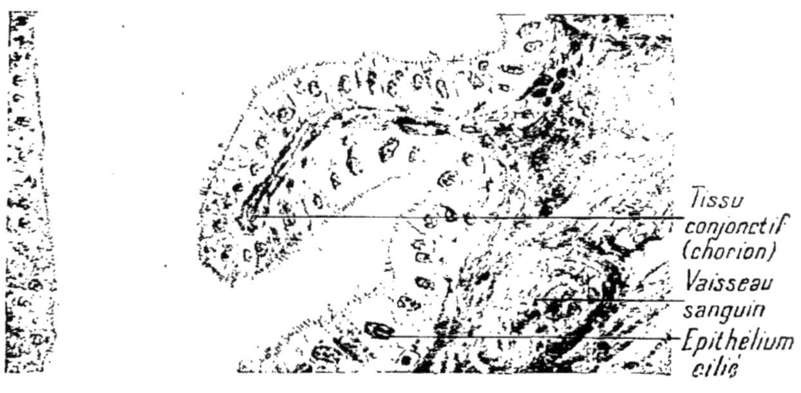

Fig. 74. — Trompe de Fallope, coupe d'un repli de la muqueuse (fort grossissement).

col vous reconnaîtrez des cellules à mucus (voir Épithélium cylindrique cilié).

Trompes. — Les trompes vues en coupe transversale au faible grossissement n'ont pas comme on aurait pu s'y attendre l'apparence d'un tube à parois réguliers. Elles donnent plutôt l'impression d'une cavité remplie de végétations épithéliales multiples. Cet aspect est dû aux replis extrêmement compliqués de sa paroi. Ces replis sont constitués par un axe conjonctif et vasculaire recouvert par un *épithélium cylindrique à plateau cilié* dans lequel on peut voir aussi de nombreuses cellules à mucus (voir Épithélium).

Les cellules épithéliales ciliées et muqueuses de la paroi de la trompe sont des éléments caractéristiques de cet organe.

Comme dans l'utérus, nous trouvons un chorion très vascularisé et une couche musculaire. Cette dernière est beaucoup plus réduite et consiste en une couche circulaire interne (dont les fibres sont vues par conséquent en coupe longitudinale) et une couche longitudinale externe (dont les fibres sont vues en coupe transversale (voir Muscle lisse).

Dessins :

1° Vue d'ensemble d'ovaire adulte au faible grossissement;

2° Quelques stades de l'évolution des ovocytes au fort grossissement;

3° Epithélium de la trompe et de l'utérus, quelques cellules au fort grossissement.

26ᵉ Séance.

RÉTINE

L'examen de coupes intéressant les différentes couches de la rétine et de dissociations des éléments de ces différentes couches vous renseignera très bien sur sa structure. L'objet de choix pour bien voir les cônes et les bâtonnets est la rétine de batracien ou de reptile (grenouille, gecko, etc.). C'est uniquement dans le but de mieux vous faire voir les détails des cellules visuelles que l'on s'adresse à ces animaux. De cette façon vous comprendrez plus facilement ce que vous verrez, en démonstration, chez les mammifères et en particulier chez l'homme dont les cellules visuelles n'ont pas la disposition schématique et surtout la grande taille qu'on trouve chez les vertébrés inférieurs. Il est avantageux, pour avoir une idée exacte de la situation des éléments de la rétine au fond de l'œil, de s'adresser autant que possible à des coupes intéressant en même temps la choroïde et la sclérotique. Si la technique a été heureuse, vous étudierez avec fruit des coupes totales d'œil, et profiterez ainsi de l'occasion qui vous est donnée de faire l'étude du cristallin, de l'iris et de la cornée transparente.

Coupe d'œil de triton. — Après fixation au liquide de Flemming, l'œil a été sectionné suivant un plan antéro-postérieur, c'est-à-dire intéressant à peu près en leur

milieu, en allant d'avant en arrière, la *cornée*, le *cristallin* et ses annexes, puis successivement la *rétine*, la
choroïde et la *sclérotique*. Les coupes sont colorées à la
safranine (noyaux en rouge) et au vert lumière (tissu
conjonctif, fibres du cristallin, membranes basales en
vert). La sclérotique des batraciens étant de structure
cartilagineuse vous servira de point de repère. La substance fondamentale colorée en vert et les cellules cartilagineuses rosées, sont disposées suivant un arc de cercle
à la face concave et antérieure duquel vous remarquez
une zone riche en granulations brunes de pigment et
en globules rouges : c'est la *choroïde*, membrane pig-
mentaire et vasculaire. Elle est intermédiaire entre la
sclérotique et la rétine proprement dite se moulant sur
sa concavité. La rétine commence en effet à l'endroit où
cesse le pigment ou plus exactement au niveau où mélan-
gée aux ramifications des cellules pigmentaires se
remarque une rangée régulière de bâtonnets placés
perpendiculairement à la surface de la choroïde et fortement colorés en rouge. Elle est constituée par trois
étages successifs de noyaux (en rouge par la safranine);
séparés les uns des autres par des zones filamenteuses
(vertes par le vert lumière). Les noyaux rouges sont
ceux des cellules nerveuses, tandis que les couches filamenteuses vertes en sont les prolongements.

Vous remarquerez que ces trois étages successifs
n'existent que dans l'hémisphère postérieur du globe oculaire. Aux abords de la région du cristallin, la rétine est
beaucoup moins haute et se transforme en deux rangées
de cellules d'aspect épithélial cubique (*rétine ciliaire*).

En suivant de même la sclérotique à la face antérieure
de l'œil, vous constatez qu'elle se modifie insensiblement

pour apparaître sous forme d'une membrane conjonctive ornée d'un épithélium antérieur à plusieurs couches de cellules et d'un épithélium postérieur à une seule couche de cellules très aplaties. Vous l'appellerez *cornée transparente*. La lame conjonctive médiane en sera *le tissu propre* et les deux épithéliums seront l'antérieur celui de *Bowmann*, le postérieur celui de *Descemet*. Ils vous montreront chacun leur membrane basale.

Ne négligez pas, dans ce coup d'œil d'ensemble, de noter la disposition des fibres constituant le cristallin, et, renseignés ainsi sur la situation de la rétine par rapport aux

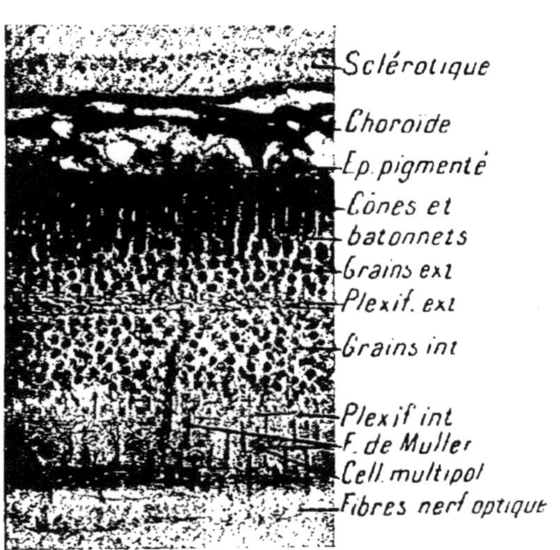

Fig. 75. — Coupe transversale de rétine de batracien (fort grossissement).

différentes parties du globe oculaire, examinez-la au fort grossissement dans l'endroit qui vous aura paru présenter la plus grande hauteur et la meilleure orientation.

En allant de la partie convexe à la partie concave, de la partie postérieure à la partie antérieure, de la choroïde vers le cristallin, vous rencontrez d'abord une série de lignes ramifiées et remplies de points bruns ou noirs. Ce sont les cellules de *l'épithélium pigmenté de la rétine* dont les ramifications bourrées de grains de pigment forment des sortes de buissons autour des *articles ex-*

ternes des bâtonnets (reconnaissables à leur forme régulière et allongée) et des *cônes* arrivant à peu près au tiers inférieur des bâtonnets et reconnaissables à leur forme en bouteille. Ces articles externes surmontent chacun une partie renflée plus colorée et striée longitudinalement : les *articles internes* dont vous pourrez voir sur des préparations choisies les deux parties constituantes, l'*ellipsoïde* et le *paraboloïde*. En dessous ou plus exactement en avant de ces articles internes, du côté du cristallin, vous apercevez une couche épaisse de noyaux arrondis et bien colorés par la safranine. C'est le premier des étages de noyaux que vous avez aperçus au faible grossissement. Il est formé par les noyaux des cônes et des bâtonnets contribuant à former ce que vous connaissez sous le nom de *grains externes*. En avant de cet étage de grains vous remarquez une zone parsemée de filaments fins colorés par le vert lumière, zone filamenteuse vue au faible grossissement. C'est la couche *plexiforme externe* qui sépare les grains externes d'une autre série de noyaux, les *grains internes* situés en avant. Ces grains internes (noyaux des cellules bipolaires, noyaux des fibres de Müller) sont recouverts par une deuxième couche filamenteuse analogue à la précédente qui vous représente la *couche plexiforme interne*. Sur la partie antérieure ou cristallinienne de cette couche plexiforme, vous remarquez une rangée irrégulière de grosses cellules à prolongements étoilés et à gros noyau vésiculeux. Ce sont les *cellules multipolaires* de la rétine. Leurs prolongements constituent les fibres allongées parallèlement à la surface antérieure et concave de la membrane rétinienne. Ce sont les *fibres du nerf optique.*

Entre les cellules multipolaires, vous remarquez dans

la couche plexiforme interne, des tractus fins dirigés
perpendiculairement à la surface de la rétine, et se colorant comme l'ensemble des fibres voisines. Ce sont les
fibres de Müller. Vous les reconnaissez surtout à leur
orientation et au fait qu'elles s'élargissent le plus souvent
en triangle, à la limite de la rétine, au niveau des fibres
du nerf optique. Ces triangles constituent les pieds des
fibres de Müller et contribuent à former ce que vous
connaissez sous le nom de *membrane limitante interne*.
La limitante externe est beaucoup moins nette et vous
chercherez à la voir entre les articles internes de cônes et
des bâtonnets et les grains externes.

Rétine dissociée. — Les préparations de rétine dissociée
sont destinées surtout à vous montrer certains détails des
cônes et des bâtonnets. Ces dissociations ont été faites
après l'action des vapeurs d'acide osmique sur la rétine.
La fixation est donc parfaite, vous jugez beaucoup mieux
par cette méthode de la taille respective des éléments
visuels, que la dissociation a débarrassés des cellules à
pigments qui les masquent en partie sur les coupes. Certains fragments contiennent parfois plusieurs cellules
visuelles voisines, ayant gardé leur connexion avec les
cellules bipolaires (grains internes) grâce à la persistance
à ce niveau d'une cellule de Müller dont on voit bien les
expansions latérales.

Rétine de mammifère. — Les coupes de rétine de mammifères mises en démonstration vous montreront les
mêmes couches dans la rétine. Vous remarquerez les
variations d'épaisseur des différentes couches granuleuses
et la plus petite taille des cellules à cônes et à bâtonnets.

L'endroit de pénétration du nerf optique dans la rétine
vous montrera l'importance des vaisseaux sanguins et

le mode d'épanouissement des fibres nerveuses à la face concave de la rétine.

Dessins :

1° Vue d'ensemble de la rétine au faible grossissement afin de situer exactement les différentes couches;

2° Une tranche mince de rétine au fort grossissement;

3° Détail d'un cône et d'un bâtonnet au fort grossissement;

4° Cornée au faible grossissement.

ORGANES DES SENS

Cette séance est surtout destinée à fixer dans votre esprit, à l'aide de quelques exemples choisis, les aspects sous lesquels se présentent au microscope les éléments caractéristiques des organes des sens. Ne pouvant en une seule séance de travaux examiner en détail tous les organes des sens, vous verrez successivement au faible et au fort grossissement des préparations : 1° de *limaçon* pour les terminaisons sensorielles auditives ; 2° de *langue* pour les terminaisons sensorielles gustatives ; 3° de *peau* pour les terminaisons sensorielles tactiles.

Des préparations de démonstrations vous donneront un aperçu de quelques autres terminaisons sensorielles telles que par exemple des *fuseaux neuro-musculaires* ou des terminaisons nerveuses de *l'épithélium olfactif.*

Limaçon. — La coupe intéresse un limaçon de cobaye suivant un plan passant le long de la columelle. Elle montrera donc l'axe osseux de cette columelle dans toute sa hauteur et le tube osseux qui s'enroule autour de lui perpendiculairement à son axe. Ce tube osseux vous apparaîtra dans ses coupes successives sous forme de cavités arrondies placées les unes au-dessus des autres.

Vous remarquerez que ces cavités sont plus grandes

à la base qu'au sommet, au premier tour de spire qu'au
dernier.

Ce tube est divisé dans son parcours par deux membranes qui en s'unissant à la paroi externe épaisse
(crête spirale) forment un triangle. Ce triangle est le
canal cochléaire. Il est de nature épithéliale et seul constitue la partie sensorielle proprement dite. C'est dans ce

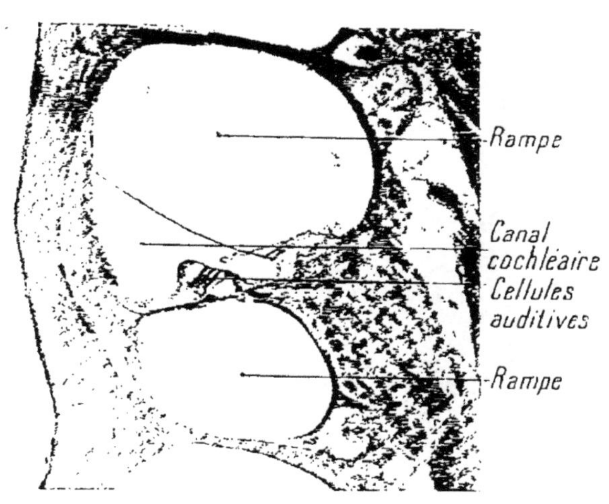

Fig. 76. — Coupe transversale d'un tour de spire du limaçon
(faible grossissement).

canal épithélial que vous cherchez *l'organe de Corti*.
Les cavités arrondies, creusées dans la substance osseuse,
sont : au-dessus de ce canal, la *rampe vestibulaire*, en
dessous la *rampe tympanique*. Vous appelez *membrane
de Reissner* la membrane grêle qui sépare le canal cochléaire de la rampe vestibulaire et *membrane basilaire*
celle qui le sépare de la rampe tympanique. A l'endroit
de jonction de ces deux membranes vous remarquerez
une saillie osseuse, la *lame des contours*.

Sur la membrane basilaire vous remarquez une arcade limitant un espace triangulaire (*tunnel de Corti*). Les cellules qui bordent ce tunnel sont les *piliers de Corti*. Contre le pilier externe sont appliquées en dehors les trois *cellules auditives externes :* contre le pilier interne, la *cellule auditive interne.* Vous reconnaissez ces cellules auditives à leur coloration élective (rouge par la fuchsine acide, noire par l'hématoxyline au fer) et par leur forme effilée. Elles sont encastrées entre d'autres cellules que vous appellerez *cellules de soutien* ou de Deiters.

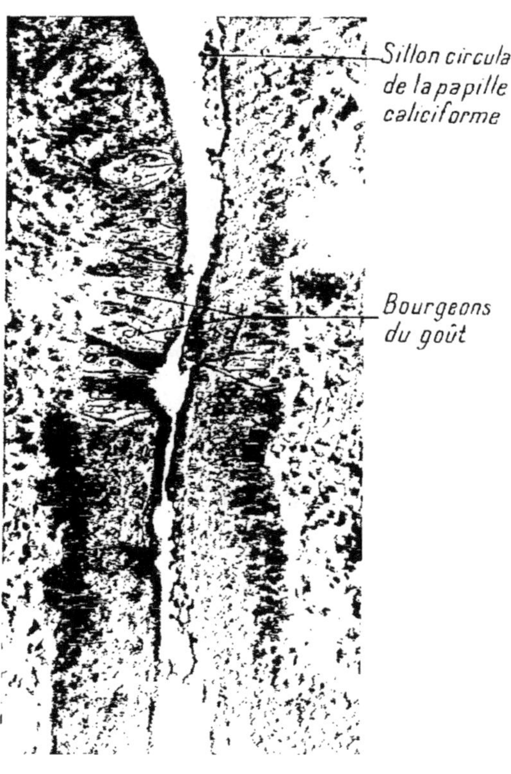

Fig. 77. — Sillon circulaire d'une papille caliciforme coupe perpendiculaire à la surface de la langue (fort grossissement).

Si vous examinez maintenant ce point caractéristique au fort grossissement vous pourrez étudier les détails de ces éléments. Les cellules auditives vous montreront leur cil trapu et épais et vous pourrez voir les fibrilles nerveuses se mettant en rapport avec elles.

Coupe de langue. — Pour voir les cellules gustatives vous examinerez des coupes de la base de la langue au niveau des papilles caliciformes du V lingual. Ces coupes sont faites perpendiculairement à la surface de la langue et autant que possible au milieu d'une papille caliciforme. Elles montreront dans toute sa hauteur le sillon circulaire qui entoure la papille et intéresseront les bourgeons du goût disposés de chaque côté au fond de ce sillon, dans l'épaisseur de l'épithélium stratifié de la muqueuse linguale. Cherchez donc, avant tout, à avoir une vue d'ensemble de la coupe de la papille et examinez seulement après cela au fort grossissement la structure des bourgeons gustatifs, quand vous les aurez repérés exactement.

Ils se présentent au faible grossissement comme autant de taches ovoïdes plus claires au sein de l'épithélium stratifié du fond du sillon. Au fort grossissement vous reconnaîtrez qu'ils sont formés de deux sortes de cellules, des cellules de soutien, assez larges, légèrement incurvées, à protoplasma granuleux et à noyau bien arrondi, et des cellules gustatives reconnaissables à leur forme allongée, à leur noyau très coloré. Vous remarquez aussi l'étroitesse de la surface libre du bourgeon du goût, que vous appelez *pore gustatif*.

Coupe de peau. — Les coupes de peau de la pulpe des doigts sont destinées à vous montrer l'aspect des corpuscules du tact. Ils apparaîtront au sein du derme comme des organes plus clairs, ovoïdes et à structure lamelleuse. Vous pourrez en voir de deux sortes : 1° des corpuscules allongés, situés de préférence à l'extrémité des papilles dermiques, immédiatement sous l'épiderme, vous les appelez corpuscules de *Meisner*; 2° des corpus-

cules plus volumineux, situés plus profondément dan
l'hypoderme, les *corpuscules de Vater-Pacini*.

Ces organes, examinés au fort grossissement, vou
montrent surtout la disposition générale des cellule
autour desquelles viennent se terminer les fibres ner
veuses. Dans les corpuscules de Meisner il s'agit surtou
de cellules lamelleuses empilées les unes au-dessus de
autres. Leur coloration rosée par l'éosine les fait bie
reconnaître. Les ramifications ultimes du cylindre axe n
se voient que sur des préparations spéciales. Sur vo
coupes vous verrez un corps ovoïde formé de cellul
lamelleuses à noyau bien coloré et en rapport avec u
nerf que vous reconnaîtrez facilement. Les corpuscule
de Pacini vous montrent une sorte de modification de l
gaine du tube nerveux, formant autour de la terminaiso
de ce nerf une série de lamelles concentriques et régu
lières. Cette disposition schématique ne se voit que su
des coupes bien axiales. Le plus souvent les coupe
sont tangentielles ou obliques et montrent seulemen
dans la couche profonde de l'hypoderme, de grand
espaces rosés formés de lamelles concentriques et à un
certaine distance une coupe du nerf.

Les préparations de démonstration vous montrero
les terminaisons nerveuses dans d'autres organes te
que la muqueuse olfactive, et les intervalles des cellul
musculaires. Dans le premier cas vous aurez une imag
rappelant les bourgeons du goût, dans le second cas l
fuseaux neuro-musculaires vous rappelleront plutôt l
terminaisons tactiles de la peau.

Dessins :

1° Limaçon, vue d'ensemble de la coupe d'un tour d
spire au faible grossissement ;

2° Organe de Corti, cellules auditives au fort grossissement ;

3° Papille caliciforme, vue d'ensemble au faible grossissement ;

4° Un bourgeon du goût au fort grossissement ;

5° Un corpuscule de Meisner au fort grossissement.

728-12. — CORBEIL. Imprimerie CRÉTÉ